Sonika Mishra
Aanchal Taneja
Pankaj Datta

BIOMECÂNICA DA IMPLANTOLOGIA DENTÁRIA

Sonika Mishra
Aanchal Taneja
Pankaj Datta

BIOMECÂNICA DA IMPLANTOLOGIA DENTÁRIA

ScienciaScripts

Imprint

Any brand names and product names mentioned in this book are subject to trademark, brand or patent protection and are trademarks or registered trademarks of their respective holders. The use of brand names, product names, common names, trade names, product descriptions etc. even without a particular marking in this work is in no way to be construed to mean that such names may be regarded as unrestricted in respect of trademark and brand protection legislation and could thus be used by anyone.

Cover image: www.ingimage.com

This book is a translation from the original published under ISBN 978-620-3-20182-6.

Publisher:
Sciencia Scripts
is a trademark of
Dodo Books Indian Ocean Ltd., member of the OmniScriptum S.R.L Publishing group
str. A.Russo 15, of. 61, Chisinau-2068, Republic of Moldova Europe
Printed at: see last page
ISBN: 978-620-4-15622-4

Conteúdo

PREFÁCIO

O objetivo da odontologia modem é restaurar o paciente à função normal, fala, saúde e estética. Responder a este objetivo final implantes dentários são uma opção ideal para as pessoas. Os implantes dentários são principalmente ancorados no osso por meio de intertravamento mecânico, portanto a estabilidade dos implantes é considerada como tendo um papel vital no sucesso da osteointegração, que é derivada do princípio biomecânico.1 Tive uma maravilhosa oportunidade de trabalhar neste campo onde estudei o papel de vários fatores biomecânicos que contribuem para o sucesso dos implantes dentários a longo prazo.

A biomecânica é uma das considerações mais importantes que afectam a estrutura de desenho de uma prótese de cúpula de implantes e as forças que participam tanto no processo mastigatório como nas parafunções.

Assim, este livro fornece um amplo conhecimento dos factores biomecânicos que afectam o osso para implantar contactos que têm um efeito directo no sucesso do implante, o papel do efeito de factores biomecânicos começa a partir do primeiro dia de colocação e melhora a preservação do contacto após a carga, para que o clínico possa escolher o implante adequado a partir da vasta gama de implantes disponíveis no mercado.

AGRADECIMENTO

O reconhecimento é uma expressão de reconhecimento e apreço, atuado pela gratidão, para com aqueles, cuja valiosa ajuda e consideração pontua qualquer empreendimento até testemunhar a luz do dia.

Para começar, agradeço ao mais misericordioso e compassivo, O DEUS Todo-Poderoso que nos educa através de nossas decepções e erros e por ser minha força e meu escudo durante toda a minha vida.

Atrás de cada trabalho ou realização está um grande esforço, a maior parte do qual permanece. Esta dissertação não teria sido uma realidade sem a contribuição sem precedentes daqueles, cuja orientação e esforço serviram para lhe dar forma e estrutura. Assim, logo no início; tenho o privilégio de expressar minha gratidão àqueles, sem os quais este trabalho não teria sido possível.

Antes de mais nada, com um sentido de gratidão, desejo expressar os meus sinceros agradecimentos ao meu chefe do departamento e respeitado professor e guia, **Prof. (Dr.) Pankaj Datta,** Departamento de Prostodontia e Crown & Bridge, Inderprastha Dental College & Hospital, Sahibabad U.P. Sem o seu constante encorajamento, críticas sinceras e atenção meticulosa aos detalhes, apesar do seu horário sobrecarregado, teria sido impossível que o presente trabalho tivesse tomado esta forma. Agradeço-lhe por me ter dado uma orientação esclarecida e encorajadora ao longo de todo o curso desta dissertação.

Com extrema sinceridade, expresso o meu profundo respeito e dívida ao meu marido **Sr. Neeraj Mishra, a** sua perpétua criatividade, paciência inabalável, conhecimento profundo e busca de conhecimento tem sido uma eterna fonte de inspiração para mim.

Os pais estão perto de Deus, e seus sacrifícios silenciosos não podem ser colocados em palavras. Eu expresso a minha mais íntima gratidão para com os meus pais, **Sr. L.P. Mishra, Sra. Madhuri Mishra, os** meus sogros, **Sr. K. B. Mishra, Sra. Saroj Mishra ,** Meu irmão **Kshitij Mishra** e meu filho, **Ahaan** pelo seu cuidado, carinho e apoio, que me apoiaram de todas as maneiras possíveis para ver a conclusão deste trabalho.

Estendo meus agradecimentos aos meus colegas **Dr. Aanchal Taneja, Dr. Divya Goel, Dr. Dhaniram** e Juniors **Dr. Yuvraj, Dr. Shivam** e **Dr. Tabish** por sua ajuda e apoio sempre que eu precisei.

Agradeço a todos os funcionários não docentes do Departamento de Dentisteria Protética e Crown & Bridge, pelo seu apoio ao meu trabalho.

Agradeço a todas aquelas pessoas que de alguma forma me ajudaram a completar esta dissertação de forma satisfatória e com sucesso.

Dra. Sonika Mishra

LISTA DE ABREVIATURAS

1. QUEM: Organização Mundial da Saúde
2. RPD: Dentadura Parcial Removível
3. OVD: Dimensão Vertical Oclusal
4. SnF2: Farinha de trigo estanosa
5. APF: Farinha de Fosfato Acidulado
6. OD: Sobredentadura
7. PM: Movimento de Próteses
8. VDO: Dimensão Vertical do Oclusiom
9. FPD: Dentadura Parcial Fixa
10. CD: Dentadura Completa
11. RPD: Dentadura Parcial Removível
12. GPT: Glossário de Termos em Prostodontia

INTRODUÇÃO

O objetivo da odontologia moderna é restaurar o paciente à função, fala, saúde e estética normais, independentemente da atrofia, doença ou lesão do sistema estomatognático. Respondendo a esse objetivo final, os implantes dentários são uma opção ideal para pessoas em boa saúde bucal geral que perderam um dente (ou dentes) devido a doença periodontal, uma lesão, ou algumas outras razões **(Branemark et al., 1985).**

Os implantes dentários (considerados como raiz de um dente artificial) são âncoras metálicas biocompatíveis posicionadas cirurgicamente no osso da mandíbula (ou seja, osso traumatizado cirurgicamente) sob as gengivas para suportar uma coroa artificial onde faltam dentes naturais. Usando os implantes em forma de raiz (os mais próximos em forma e tamanho da raiz do dente natural), o período de cicatrização óssea não unitiva (devido à traumatização) geralmente varia de apenas três meses a seis ou mais. Durante esse período, ocorre a osseointegração. O osso cresce dentro e ao redor do implante criando um forte suporte estrutural, ao qual uma superestrutura será fixada mais tarde, seja por cimentação ou por técnica de fixação por parafuso **(Misch, 2002).**

A Implantodontia moderna é delineada desde meados da década de 1930 até ao presente. A popularidade actual dos implantes na medicina dentária é atribuída aos desenvolvimentos e ao trabalho de investigação que lançou as bases deste campo. É por causa de todo esse trabalho no passado que estamos vendo o surgimento de conceitos de implantes se desenvolvendo nos sistemas mais refinados e popularmente utilizados. **(Hulbert et al., 1975)**

Os implantes dentários são principalmente ancorados no osso por meio de intertravamento mecânico; portanto, a estabilidade do implante é considerada como tendo um papel fundamental para o sucesso da osteointegração. Foi verificado que um terço dos implantes falham devido a uma estabilidade inicial inadequada. Os principais factores que contribuem para a estabilidade dos implantes dentários são os parâmetros de desenho, tais como comprimento, diâmetro, geometria e roscas, que têm efeitos importantes na estabilidade biomecânica, mecanismos de transferência de carga e sucesso ou fracasso dos implantes. Outros factores que afectam a estabilidade são as propriedades do material e a qualidade e quantidade do osso circundante. **(Searson et al., 2005)**

Como disse uma vez o matemático Arquimedes: "Dê-me uma alavanca e um lugar para colocar um ponto de apoio e eu moverei o mundo". A vantagem mecânica da alavanca é proporcional à distância da força aplicada ao fulcro, em comparação com a distância da força resultante ao fulcro.

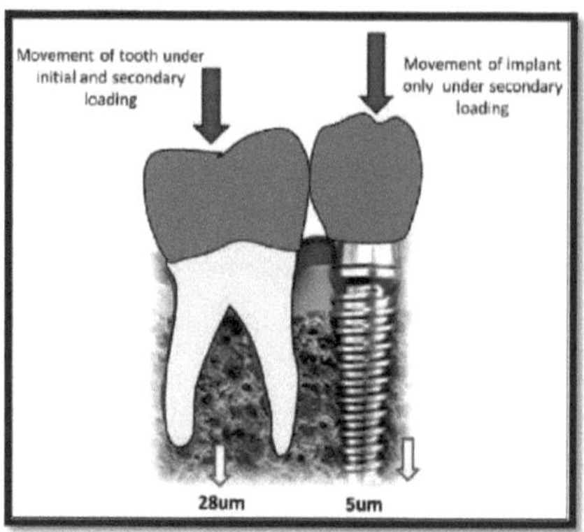

Figno. 1 figura representa o micromovimento de dentes naturais e implantes

As considerações biomecânicas na odontologia de implantes seguem em grande parte taxas mecânicas simples, baseadas nos princípios de alavancagem e na estabilização inicial dos implantes. É por isso que o conhecimento sólido da biomecânica irá verdadeiramente minimizar as situações de sobrecarga que controlam o sucesso a longo prazo dos implantes dentários. A perda óssea marginal em torno dos implantes pode representar uma ameaça à sua sobrevivência a longo prazo. Alguns dos principais factores que constituem a perda óssea marginal são: (1) o desenho da sofisticação e sensibilidade da montagem do implante; (2) o processo infeccioso; (3) as condições de carga excessiva; (4) a localização, forma e tamanho da micro-gap do implante e a sua contaminação microbiana; (5) os micro-movimentos do implante e dos componentes protéticos; (6) o aparafusamento e desparafusamento repetidos e (7) a técnica cirúrgica traumática (**Misch, 2002**).

O estudo do comportamento físico das estruturas biológicas e da interacção entre os sistemas biológicos e restaurativos constitui **BIOMECÂNICA**.

Diz respeito à resposta dos tecidos biológicos das cargas aplicadas. Em biomecânica, ferramentas e métodos de engenharia mecânica aplicada. Os avanços no desenho de próteses e instrumentação têm sido realizados como consequência do desenho mecânico.

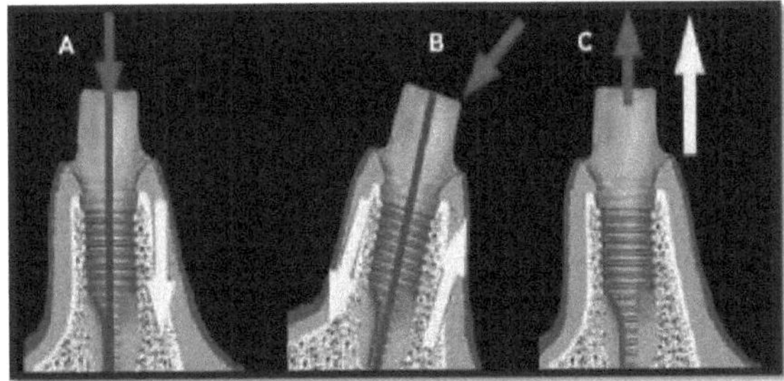

Figura no.2 Efeito das forças verticais e laterais sobre o implante e o osso

A função dos implantes dentários é transferir carga para os tecidos biológicos circundantes. O objectivo principal do desenho funcional é gerir (dissipar e distribuir) as cargas biomecânicas, dependendo de dois factores: o carácter da força aplicada e a área de superfície funcional sobre a qual a carga é dissipada. Existem mais de 90 corpos de implantes dentários, desenhos disponíveis. Uma fundamentação científica dos implantes dentários pode avaliar estes desenhos quanto à eficácia da sua gestão de cargas biomecânicas **(Fuh et al., 2013).**

Os procedimentos de reabilitação oral são difíceis devido às forças funcionais e para funcionais que ocorrem na boca e nas próteses que resultam em estruturas extremamente complexas pelos tecidos orais. A determinação das tensões resultantes só pode ser realizada com técnicas apropriadas de análise de tensão e informação suficiente sobre as características dos tecidos orais e materiais restauradores. O objetivo de buscar este conhecimento é prever o desempenho clínico das modalidades restaurativas e fornecer diretrizes para sua utilização **(Weinberg et al., 2007).**

A disciplina de engenharia biomédica, que aplica princípios de engenharia ao sistema vivo, tem desdobrado uma nova era no diagnóstico, planejamento de tratamento e reabilitação no atendimento ao paciente. Um aspecto deste campo, a biomecânica compreende todo o tipo de interacções entre os tecidos e órgãos do corpo e as forças que actuam sobre eles. A biomecânica compreende a resposta dos tecidos biológicos às cargas aplicadas. Utiliza as ferramentas e métodos da mecânica da engenharia aplicada para a busca de relações estrutura-função em materiais vivos. **(Brunski et al., 1998).**

Os avanços no desenho de próteses, implantes e instrumentação foram realizados devido à teoria e prática da otimização do desenho mecânico. Em muitos casos a biomecânica pode literalmente fazer (ou) quebrar um caso de implante. Normalmente, em qualquer estrutura sujeita a cargas funcionais, podem existir situações que levam a uma sobrecarga e complicações subsequentes. Ref

A biomecânica da distribuição de força em próteses suportadas por implantes é qualitativamente diferente de quando os dentes naturais servem como pilares. A diferença essencial é causada pelo ligamento periodontal, que permite micro movimentos, em comparação com o implante osseointegrado. A localização e a inclinação da cúspide do dente alteram qualitativamente o padrão de força. A distribuição da força para a interface do implante osseointegrado é completamente diferente do que com

dentes naturais **(Skalak et al., 1998).**

Importância da Biomecânica no campo dos Implantes Dentários

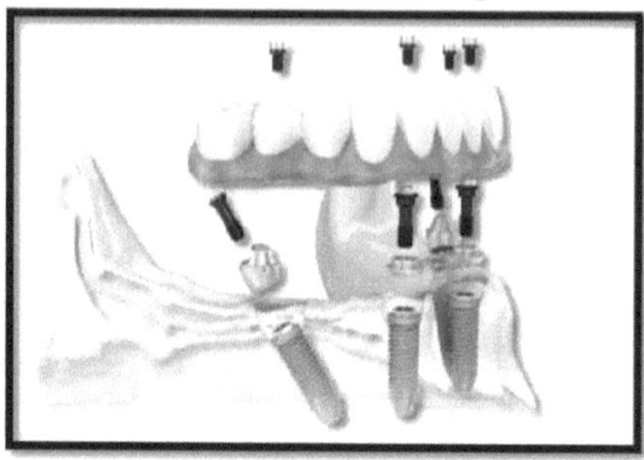

O estudo da biomecânica é uma análise da distribuição da força para o osso quando os dentes ocluem

(Misch, 1994).

Muitas vezes observa-se clinicamente que as forças laterais ao osso de suporte não são toleradas, assim como as forças verticais, pois as forças laterais atuam como braço de alavanca,fig2 e quanto mais distante ele formar o osso de suporte, mais torque que é desenvolvido o objetivo do tratamento deve ser;

- Reduzir o torque e dirigir as forças resultantes para o osso de suporte, e não para longe dele, tanto quanto possível. Esta nova abordagem, chamada biomecânica terapêutica, reduz a carga na prótese dentária e/ou implanto-suportada.

- Há necessidade de conhecer a carga (forças de mordida) exercida sobre a prótese.

- É preciso conhecer a distribuição das forças aplicadas aos implantes e dentes que suportam a prótese.

- A força em cada implante deve ser entregue com segurança aos tecidos ósseos que, por sua vez, dependem da forma e tamanho do implante.

- Em tudo isto, o objectivo da análise biomecânica é forçar a falha de qualquer parte do sistema, incluindo a prótese, os implantes de suporte e os tecidos biológicos.

A base fundamental da biomecânica é que, quando os dentes entram em contato, uma linha de força resultante é produzida perpendicularmente à inclinação da cúspide. Isto produz uma alavanca, que tem uma vantagem mecânica e é muito prejudicial para o osso de suporte.

OBJECTIVOS DA BIOMECÂNICA

O objetivo da pesquisa biomecânica é obter uma compreensão abrangente das complexas inter-relações e mecanismos de ação que permitem a formação, desenvolvimento e sobrevivência de sistemas e organismos orgânicos. Contudo, isto não significa que os sistemas orgânicos devam ser reduzidos apenas ao seu aspecto físico mecânico (**Misch, 1994**).

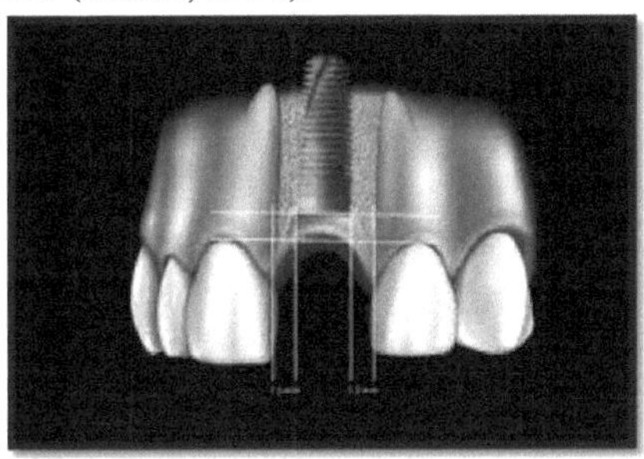

Os investigadores estudaram a interface entre o implante e o osso e tecido mole adjacente, a fim de compreender melhor o mecanismo da ligação biológica nesta importante junção. Nosso corpo de conhecimento tem crescido muito, particularmente a nível celular e histoquímico e a dinâmica desta interface tem sido claramente demonstrada. Também é evidente que o lado do implante da interface é igualmente dinâmico e só recentemente é que o papel do implante, especialmente de uma perspectiva biomecânica, se tornou o foco dos pesquisadores.

Embora os tecidos biológicos geralmente apresentem uma estrutura marcadamente mais complexa do que os materiais técnicos comuns, como o aço ou outros metais, as propriedades mecânicas destes tecidos - por exemplo, resistência e elasticidade - podem ser descritas através da aplicação de métodos que são usados para materiais técnicos. Isto é particularmente verdadeiro no caso do skelton e do osso, cujas funções mais importantes são sustentar cargas durante o suporte de peso e transformar os movimentos das forças musculares, para suportar cargas mecânicas típicas. (**Misch, 1995**)

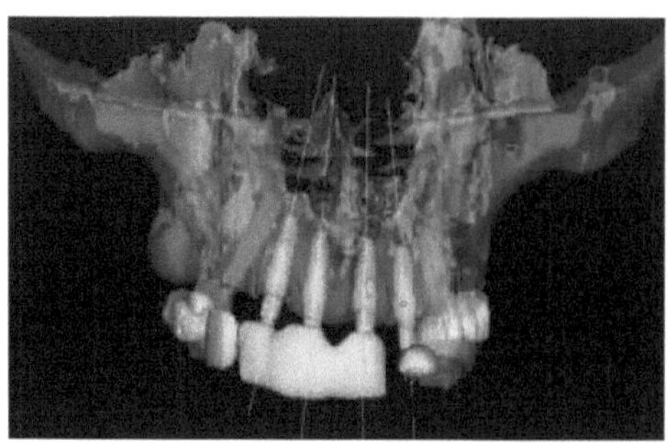

A pesquisa destacando a biomecânica e os implantes surgiu porque tanto investigadores como clínicos reconheceram a importância de todo o sistema de implantes no tratamento e na taxa de sobrevivência do implante ao longo da sua vida. A variedade de hardware protético utilizado para atender tanto as necessidades de reabilitação de rotina quanto as especiais tem aumentado tremendamente desde a década de 1980, parece haver um componente disponível para cada condição que indica o uso de implantes, mas ainda há pouco conhecimento sobre a influência biomecânica dos próprios implantes do osso que os suporta (**Dattatraya et al., 2012**). Para compreender melhor a dinâmica dos implantes e a sua influência na interface implanto-óssea, é útil considerar o hardware do implante como um complexo composto por múltiplas partes. Na realidade, existe uma interface entre cada um dos nove componentes através dos quais as cargas funcionais são transferidas e finalmente transmitidas ao osso de suporte. Esses nove locais de transferência de força denominados interfaces prostodônticas, cada um tem um papel significativo no estado dinâmico da biomecânica relacionada ao implante (**Winders et al., 1998**).

TERMINOLOGIES

Abutment:É um dente, uma porção de um dente, ou aquela porção de um implante dentário que serve para suportar e/ou reter uma prótese.

Liga: Uma mistura de dois ou mais metais ou metalóides que são mutuamente solúveis no estado fundido; distinguidos como binários, ternários, quaternários, etc., dependendo do número de metais dentro da mistura.

Biomecânica: Uma aplicação dos princípios de design de engenharia como implementados nos organismos vivos.

Cimento: Um elemento de ligação ou agente usado como uma substância para fazer os objectos aderirem uns aos outros, ou algo que sirva para se unirem firmemente.

Máquinas complexas: Duas ou mais máquinas simples a trabalhar em conjunto para facilitar o trabalho. É projetado usando uma série de máquinas simples, muitas vezes operadas por um motor.

Alavanca classe 1: Uma alavanca em que o fulcro está entre a carga e o esforço.

Alavanca classe 2: Uma alavanca em que a carga está entre o fulcro e o esforço.

Alavanca classe-3: Uma alavanca em que o esforço está entre o fulcro e a carga.

Stress Compressivo: A força interna induzida que se opõe ao encurtamento de um material numa direcção paralela à direcção das tensões; qualquer força induzida por unidade de área que resista à deformação causada por uma carga que tende a comprimir ou encurtar um corpo.

Conector: A porção de uma prótese dentária fixa que une o(s) retentor(es) e pôntico(s).

Coroa clínica: A porção de um dente que se estende desde a mesa oclusal ou borda incisal até a margem gengival livre.

Biomecânica dentária: A relação entre o comportamento biológico das estruturas bucais e a influência física de uma restauração dentária.

Esforço: A força aplicada para mover uma carga usando uma máquina simples.

Prostodontia fixa: O ramo da protética preocupado com a substituição e/ou restauração dos dentes por substitutos artificiais que não são facilmente removidos da boca.

Prótese Dentária Fixa: Qualquer prótese dentária que seja lutida, aparafusada ou fixada mecanicamente ou fixada de outra forma segura a dentes naturais, raízes dentárias e/ou pilares de implantes dentários que forneçam o suporte primário para a prótese dentária.

Fulcrum: O ponto em que um braço de alavanca se movimenta.

Plano inclinado: Uma superfície plana definida num ângulo, usada para mudar a direcção de uma força.

Carga: O peso ou a resistência que é movido usando uma máquina simples.

Braço de alavanca: Uma viga, livre para girar em torno de um ponto.

Máquina: Um dispositivo com várias partes móveis que usa energia para fazer um determinado tipo de trabalho.

Mecânica: O estudo do efeito das forças físicas sobre os objectos e os seus movimentos e a forma como as máquinas funcionam.

Vantagem mecânica: Uma relação da carga ou resistência ao esforço ou à força.

Máquina simples: Máquina com poucas ou nenhumas peças móveis. Estas proporcionam uma vantagem mecânica ou outra.

Módulo de elasticidade: O coeficiente encontrado dividindo a tensão unitária, em qualquer ponto até o limite proporcional, por sua correspondente unidade de alongamento (tensão) ou deformação: também pode ser definido como uma relação de tensão para deformação. À medida que o módulo de elasticidade aumenta, o material se torna mais rígido.

Pontic: Um dente artificial sobre uma prótese dentária fixa que substitui um dente natural em falta, restaura a sua função e normalmente preenche o espaço anteriormente ocupado pela coroa clínica. **Porcelana**: Um material cerâmico formado por elementos infusíveis unidos por materiais de fusão inferiores. A maioria das porcelanas dentárias são óculos e são utilizadas na fabricação de dentes para próteses dentárias, pônticos e facetas, restaurações de cerâmica metálica incluindo próteses dentárias fixas, bem como restaurações totalmente em cerâmica, como coroas, facetas laminadas, inlays, onlays e outras restaurações.

Retentor: Qualquer tipo de dispositivo usado para a estabilização ou retenção de uma prótese.

Tensão de tensão: A força interna induzida que resiste ao alongamento de um material em uma direção paralela à direção das tensões.

Roda e eixo: Duas rodas de diâmetros diferentes ligadas e girando no mesmo eixo.

Wedge: Um plano duplo inclinado que se afina para apontar ou aresta afiada, usado para mudar a direcção da força.

REVISÃO DE LITERATURA

Skalak R(1983) analisou a distribuição macroscópica de tensão e os mecanismos de transferência de carga, onde a aplicação próxima do osso aos implantes de titânio é fornecida a nível microscópico. Ele também discute diretrizes qualitativas sobre a colocação de fixações e o modo de ação esperado do sistema de fixação parcial de dentadura fixa - óssea integrada. Várias conclusões foram tiradas, sendo que a aposição próxima do osso ao implante de titânio permite uma transmissão de tensão do implante para o osso sem qualquer movimento relativo apreciável ou abrasão.A distribuição da carga vertical e lateral aplicada depende do número, disposição, rigidez do pilar, bem como da rigidez e rigidez da prótese fixa. Uma conexão estreita da prótese fixa à fixação proporciona maior resistência, já que o implante osseointegrado proporciona um contato direto com o osso e, portanto, transmite quaisquer ondas de tensão ou choques aplicados nas próteses.

Richter E (1989) discutiu que o objectivo comum de todos os sistemas de implantes é alcançar uma ancoragem estável do implante nos tecidos ósseos e as situações em que a prótese parcial fixa é suportada por um dente e um implante. Ele teorizou que como a resiliência do pilar do omplante é menor do que a do dente, há uma flexão do implante e do osso circundante na aplicação de forças funcionais. Apenas parte da força aplicada é transportada pelo dente, e um momento de reacção resulta na ancoragem osso-implante. Isto significa que ocorre uma distribuição de carga desfavorável para o pilar de menor rendimento.

Richter E (1989) Uma discussão das cargas aplicadas aos implantes deve incluir a consideração clínica de que não só são utilizados tipos de implantes rígidos, tais como o implante imediato Tubingen e o implante parafusado TPS sem amortecedor, mas também sistemas com resiliência inerente integrados no desenho do implante, tais como o IMC e os implantes Flexiroot. O objectivo comum de todos estes sistemas de implantes é conseguir uma ancoragem estável do corpo do implante no tecido ósseo, ou seja, osteogénese de contacto ou integração osteo. Na região da interface implante-osso existe uma mobilidade do implante resultante da elasticidade do osso. A questão de saber se são necessários elementos elásticos implanto-integrados adicionais para simular a fixação periodontal é controversa.

Nancy L (1992) comparou as características de produção de estresse de cinco pilares e relações para um sistema específico de implantes. O princípio de tensão e tensão média no local da roseta foram determinados. Na localização da roseta, todos os cinco pilares produziram tensão principal (compressiva e elástica) dentro da zona fisiológica para o osso. A roseta foi localizada a aproximadamente 4mm de distância do acessório. Tensões e deformações mais elevadas podem ser esperadas em regiões mais próximas do implante. A distribuição de tensões é mais favorável para pilares de menor angulação. É recomendada uma investigação mais aprofundada do comportamento do osso em resposta ao stress e à tensão.

S.Golec e J.Krauser (1992) estudaram o implante subperiosteal revestido de HA durante 7 anos e encontraram um aumento significativo nas estatísticas de sobrevivência. Ele fornece um mecanismo de longo prazo para os ossos mantidos sob a estrutura e fixação dos tecidos moles sobre o implante. É necessária uma alta qualidade de alta pureza e um revestimento de HA cristalino. Quanto maior o conteúdo de HA, cristalinidade e uniformidade de composição e aderência, melhor o revestimento será capaz de suportar os eventos da solução, como no caso de PH baixado associado a pequenas infecções.

C M. Misch e YH.Ismail,(1993) conduziram uma análise tridimensional de tensão de elementos finitos para comparar modelos representando um dente natural e um implante integrado conectado com uma prótese rígida e sem próteses rígidas. Uma comparação da magnitude e do padrão de tensões geradas nos modelos mostra diferenças mínimas. Embora os valores máximos de tensões tenham sido ligeiramente maiores em algumas áreas do modelo de prótese rígida, as diferenças foram insignificantes. Uma comparação da magnitude e do padrão de tensões geradas no modelo simulando uma prótese rígida e não rígida suportada pelo dente e implante mostra diferenças mínimas. As tensões máximas de tração estavam sobre a porção cervical dos implantes. As tensões de compressão máximas estavam na raiz do dente que suportava a prótese rígida. As tensões de tração máximas no osso de suporte estavam no terço cônico e médio do implante. As tensões compressivas máximas no osso de suporte estavam em torno dos ápices dos dentes. Em ambos os modelos, as tensões resultantes no osso de suporte estavam concentradas ao redor do terço cervical do implante e dos ápices dos dentes.

AM. Rodriguez et al (1993) investigaram a deformação gerada dentro de uma prótese suportada por implantes e em uma superfície óssea simulada durante a carga funcional do cantilever. Uma estrutura simétrica de implante fixo mandibular apoiado por seis pilares nobel farma 7,0*4mm e 15*4mm foi fabricada. As fixações foram embutidas em uma matriz óssea simulada de resina de polietilmetacrilato. 14 diferentes arranjos de pilares de suporte ativo foram testados durante a carga estática unilateral de 15 lb de cantilever 7mm,14mm e 20mm distal aos pilares terminais. O resultado do estudo indicou que deve existir um ambiente biomecânico óptimo quando o vão de cantilever superior a 7 mm é planeado, independentemente do número de pilares de suporte. O esforço transmitido ao osso crestal foi diminuído pela maximização do número e propagação anterior posterior do suporte, minimizando a distância entre o pilar distal e o seu pilar adajacente.

LAWeinberg (1993) Estudou a distribuição da força com dentes naturais que depende do micromovimento induzido pelo ligamento periodontal. A localização e a inclinação da cúspide do dente alteram qualitativamente o padrão de força. Os implantes osseointegrados não possuem micromovimentos associados à distribuição da força. A distribuição de força para a interface do implante osseointegrado é completamente diferente da dos dentes naturais. Alterações na localização do dente e na inclinação da cúspide são sugeridas para limitar a sobrecarga do implante. A distribuição da força nos dentes naturais estriados e nas próteses osseointegradas é comparada. O mecanismo de distribuição da força de interface e as consequências de uma má adaptação da interface estão interrelacionados. A mobilidade diferencial dos dentes naturais estriados afecta o diagnóstico e o tratamento. No entanto, a combinação de dentes naturais com uma prótese osseointegrada requer novos princípios de desenho.

Arthur M; et al(1994)A biomecânica das próteses parciais fixas de cantilever foi revista. A biomecânica dos implantes com ênfase especial nos cantilevers suportados por implantes foi discutida e as forças geradas pelos pacientes com próteses suportadas por implantes foram apresentadas. Sugeriu-se que uma diminuição da distância entre o pilar terminal e o seu pilar adjacente produziu o menor nível de micro tensão óssea no local do pilar terminal. Além disso, um aumento do vão anterior posterior dos implantes diminui a tensão do nível ósseo distal ao pilar terminal. Assim, os implantes são colocados tão fechados quanto possível ao forame mental de cada lado. Uma colocação de implantes tão distal quanto possível para maximizar a distribuição anterior posterior potencial dos implantes restantes. O espaço alveolar restante pode ser dividido igualmente entre 3 ou 4 locais de implantes, enquanto que a colocação do implante do impante medial é feita o mais anterior possível, na medida em que a configuração protética o permita. **Arthur M; et al(1994).**

Lawrence A (1994) Estudou que a capacidade não-rotacional é recomendada para próteses com múltiplos implantes, assim como restaurações com um único dente. As interfaces de intertravamento facilitam a fabricação de abumentos reajustados personalizados quando necessário, proporciona redundância incorporada na solução de problemas em caso de perda do implante e ajuda a reduzir o torque nos parafusos de retenção. O caminho de inserção pode ser estabelecido no laboratório com um jig de verificação e quaisquer interferências ajustadas ou reanguladas, ou um cilindro de ouro padrão substituído por um armamentarium compatível. Os pilares não-rotacionais Branemark podem ser usados no lugar de pilares padrão para todas as próteses suportadas por múltiplos implantes, independentemente da posição ou orientação. Quando necessário, um cilindro de ouro padrão pode ser usado com o pilar não-rotacional Branemark. Pilares especializados, como o Estheticone, também podem utilizar cilindros cônicos não-rotacionais para reduzir o torque nos parafusos de retenção de ouro.

Nordin T (1998) estudou uma fixação de TiO2 em titânio jateado, parcialmente cónica e micro roscada 25 fixações foram colocadas em 10 pacientes e as pontes metálicas cerâmicas fixas foram então realizadas após 1 ano de seguimento, todas as pontes foram consideradas clinicamente estáveis, com uma taxa de sobrevivência do implante de 100% e a reabsorção óssea marginal média foi de 0,05+0,11 mm.

O objetivo deste estudo foi fazer uma avaliação comparativa das dimensões da coroa e dos tecidos moles entre as próteses de um dente apoiado em implantes e o dente natural contralateral. Foram incluídos no estudo 20 pacientes, que haviam sido tratados com uma prótese dentária unitária implanto-suportada na zona estética do maxilar e tinham i) um dente natural contralateral não restaurado e ii) completado a restauração da coroa implanto-suportada pelo menos 6 meses antes do exame de acompanhamento programado. Na reavaliação foram avaliadas várias variáveis que descrevem a forma da coroa, as dimensões dos tecidos moles e as condições dos tecidos moles. Além disso, a satisfação geral do paciente com o resultado estético da coroa única implanto-suportada foi pontuada usando uma Escala Visual Analógica (EVA). Em 12 dos sujeitos foram disponibilizadas fotografias clínicas a partir do momento da inserção da coroa para avaliação das alterações longitudinais da altura da papila. Os resultados revelaram que, em comparação com a coroa natural contralateral, a coroa apoiada pelo implante i) era mais longa, ii) tinha uma largura de fáciolingual menor, iii) era delimitada por uma mucosa facial mais espessa, iv) tinha uma altura mais baixa da papila distal, v) mostrava uma frequência mais alta de mucosite e sangramento na sondagem e vi) mostrava maiores profundidades de sondagem. A avaliação longitudinal das papilas adjacentes à coroa do implante mostrou uma melhora no preenchimento dos tecidos moles proximais no exame de seguimento. A pontuação VAS da satisfação dos pacientes com o aparecimento de restaurações únicas suportadas por implantes revelou um valor mediano de 96% com uma variação de 70% a 100%. Assim, as diferenças observadas na altura da coroa clínica e na topografia dos tecidos moles entre as próteses de dentes unitários suportados por implantes e o dente natural contralateral podem ser de menor importância na maioria dos pacientes para a apreciação do resultado estético da terapia com implantes. **Chang M et al (1999)**.

O objetivo deste artigo foi revisar a literatura sobre materiais, desenhos e topografias de superfície de implantes dentários endósseos. As diferentes categorias de implantes dentários e os parâmetros do seu desenho foram analisados em relação ao seu efeito e significado no processo de osseointegração. Foram descritos os eventos que se seguem imediatamente aos implantes, enfatizando os fatores que desempenham um papel no desenvolvimento da interface osso-implante. Além disso, os métodos e técnicas que permitem a avaliação qualitativa e quantitativa da zona interfacial foram revistos e sua correlação clínica foi avaliada. **Sykaras N et al (2000)**

Uma investigação retrospectiva concluiu que a conexão Morse taper pode fornecer uma incidência muito baixa de falhas que podem ser evitadas se nas regiões molares da boca forem colocados implantes mais largos ou 2 implantes. Dentro dos limites deste estudo, é possível concluir que o sistema de implantes aqui relatado é durável para substituições de um dente. **Carlo M (2001)**

Quando são utilizados implantes para restauração de um maxilar com dentição residual, a possibilidade de combinar implantes com pilares naturais pode ser considerada. Em um estudo comparativo longitudinal, 26 pacientes (15 mulheres e 11 homens, idade 49-84 anos) com dentição anterior residual foram tratados com dois desenhos diferentes de próteses parciais fixas bilateralmente na maxila posterior. De um lado, a reconstrução foi apoiada apenas por implantes, enquanto no lado contralateral foram utilizados um implante e um dente em combinação. Os pacientes foram acompanhados em intervalos de 3, 6, 12 e 24 meses após a carga dos implantes. Foram colocados 95 implantes, dos quais 11 não carregados. Um total de 10 implantes falhou, 7 antes da carga e três nos primeiros três meses de serviço (88,0+/-SE 6,7% de sobrevida acumulada para implantes testados após dois anos de seguimento). Não houve diferença na taxa de insucesso dos implantes nos dois diferentes desenhos de prótese. A perda média total da altura óssea marginal próxima aos implantes estava dentro dos padrões aceitáveis, mas foi mais pronunciada nos implantes não combinados com os dentes. Os resultados indicam uma correlação entre o desenho das próteses e a perda de osso marginal. **Lindh T (2001)**

Uma série de ideias e questões foram apresentadas especificamente para biomateriais dentários-implantação, biomecânica (desenhos), e cicatrização de tecidos como relacionadas com o conceito reintroduzido de sistemas de função imediata (carga). As decisões e seleções de "o que e quando" residem com os profissionais clínicos. Para melhor otimizar os conceitos e sistemas mais recentes, é proposta uma abordagem multidisciplinar que inclui pesquisa clínica in vitro e in vivo. Existe uma oportunidade significativa de comparar a placa, haste e parafuso com o plateau, finn e desenhos porosos e como o processo de cicatrização tecidual está relacionado com diferenças básicas no ajuste do implante e preenchimento dos locais da osteotomia. Além disso, os papéis da química de superfície do dispositivo alterado (com ou sem revestimentos de fosfatos de cálcio e fatores biológicos ativos) poderiam ser comparados com diferenças nas microtopografias de superfície (como usinadas, adicionadas e reduzidas). Estudos relacionados poderiam então abordar fatores associados à carga imediata e possíveis vantagens ou desvantagens das transferências de força como microestraína dentro das zonas interfaciais. A evolução actual da disciplina de implantes dentários é muito estimulante e desafiante. Claramente, a intenção geral é melhorar os cuidados com o paciente e melhorar sempre os índices de sucesso para uma gama mais ampla de condições do paciente. **Jack E (2004) Lemons JE(2004)** Factores e opiniões seleccionados foram revistos especificamente para a função imediata dos implantes dentários em termos de propriedades biomateriais e biomecânicas e como podem influenciar a cicatrização do tecido pós-cirúrgico. As comparações são feitas entre os desenhos de implantes dentários-implantes dentários com e sem alterações na microquímica e microtopografia da superfície corporal do dispositivo. A informação disponível introduz mais perguntas do que respostas, e são feitas recomendações para estudos contínuos de respostas ósseas específicas para o ajuste do implante e parâmetros de preenchimento focados na cinética da cicatrização pós-cirúrgica da osteotomia e carga aplicada. A literatura clínica apoia as oportunidades de função imediata; no entanto, as propostas sobre vias de cicatrização óssea necessitam de mais investigação. As tendências atuais dentro da disciplina de implantodontia oferecem oportunidades para reavaliar sistemas de função imediata atuais versus sistemas de função imediata anteriores.

Em circunstâncias normais, um único dente ou implante é normalmente sujeito a forças mastigatórias que são normalmente compressivas, mas certamente não exclusivamente compressivas, uma vez que também são sujeitas a forças de tração e de cisalhamento. Devido às superfícies oclusais inclinadas da coroa, uma partícula de alimento normalmente não faz contato com a coroa de tal forma que a força de contato age perfeitamente paralelamente ao longo eixo do dente (ou) implante. Existem componentes axiais das forças, que tendem a comprimir (ou) empurrar o implante para dentro do osso. Ao mesmo tempo, também existem componentes laterais de força, que tendem a empurrar o dente para o lado e incliná-lo para outro ponto, de modo que vem o fator do momento, o implante que é submetido. **Jingade R (2005)**

Complicações com implantes incluem falha precoce do implante, fractura da prótese, afrouxamento do pilar ou do parafuso protético, perda de osso da crista do implante e problemas com a fixação de sobredentaduras. Uma abordagem de engenharia para resolver problemas biomecânicos envolve determinar a natureza das complicações e depois desenhar uma abordagem para eliminar as suas causas subjacentes. O planeamento do tratamento deve incorporar métodos para reduzir o stress e minimizar os seus efeitos iniciais e a longo prazo. O plano de tratamento é alterado quando as forças são maiores ou o osso é menos denso que o normal para minimizar o impacto negativo do stress no implante, osso, restauração. Vários parâmetros sob o controle do clínico podem melhorar o ambiente transosteal em relação ao manejo do stress no complexo implante-restaurador. O objetivo é diminuir a quantidade de força, ou aumentar a área de superfície óssea do implante, para diminuir a chance de complicações no implante-restauração.

Misch CE (2006)

O estudo foi para investigar a resposta óssea precoce aos implantes dentários de titânio com características superficiais diferentes, utilizando o modelo de tíbia de coelho. Foram comparadas superfícies revestidas com metafosfato de cálcio, oxidadas anódicas, hidroxiapatita com jateamento de partículas e viradas (controle). A topografia de superfície foi avaliada por microscópio eletrônico de varredura por emissão de campo e interferômetro óptico. Dezoito coelhos receberam 72 implantes na tíbia. A freqüência de ressonância foi analisada a cada semana durante 6 semanas. Os valores de torque de remoção foram medidos 2 e 6 semanas após a colocação. As interfaces osso-implante foram observadas diretamente pelo microscópio de luz e as relações de contato osso-implante foram medidas 2 e 6 semanas após a inserção. Todos os implantes modificados na superfície mostraram respostas ósseas iniciais superiores ao controle. Não foram encontradas diferenças significativas entre os grupos com modificação de superfície. Os dados sugerem que vários métodos de modificação da superfície podem fornecer respostas ósseas favoráveis para o funcionamento precoce e cicatrização dos implantes dentários. **Sim I et al(2008)**

Assuncao W et al(2009) A aplicação dos conhecimentos de engenharia em odontologia tem ajudado na compreensão dos aspectos biomecânicos relacionados com os implantes osseointegrados. Várias técnicas têm sido utilizadas para avaliar a carga biomecânica sobre implantes, incluindo o uso de análise de tensão fotoelástica, análise de tensão de elementos finitos e análise de strain-gauge. Portanto, o objetivo deste estudo foi descrever os métodos de engenharia utilizados na odontologia para avaliar o comportamento biomecânico dos implantes osseointegrados. A foto elasticidade fornece boas informações qualitativas sobre a localização geral e concentração de tensões, mas produz informações quantitativas limitadas. O método serve como uma ferramenta importante para determinar os pontos críticos de tensão em um material e é frequentemente utilizado para determinar os fatores de concentração de tensão em geometrias irregulares. A aplicação do método de strain gauge em implantes dentários baseia-se na utilização de extensômetros de resistência elétrica e seus equipamentos associados e fornece medições de deformações tanto in vitro como ao vivo sob cargas estáticas e dinâmicas. No entanto, o método de strain-gauge fornece apenas os dados relativos às deformações no medidor. A análise de elementos finitos pode simular tensões usando um modelo criado por computador para calcular tensões, deformações e deslocamentos. Tal análise tem a vantagem de permitir que várias condições sejam facilmente alteradas e permite a medição da distribuição de tensão em torno de implantes em pontos opcionais que são difíceis de examinar clinicamente. Todas as 3 metodologias podem ser úteis para avaliar o comportamento biomecânico dos implantes perto da condição clínica, mas o pesquisador deve ter conhecimento suficiente na fabricação do modelo (delineamento experimental) e na análise dos resultados. **Assuncao W et al(2009) Mansour R et al (2010)** Estuda o nível de tensão com diferentes topografias de superfície de implantes. Para todos os modelos, as maiores tensões de osso cortical estavam localizadas no osso cortical crestal ao redor do implante. Os implantes roscados, a forma de rosca triangular e a forma de corpo cônico apresentaram um pico de tensão de tração e compressão maior do que os implantes não roscados, a forma de rosca quadrada e a forma de corpo reto, respectivamente. Um implante cónico com roscas triangulares, que é dobrado na porção cervical do corpo, tinha um pico de tensão de tracção e compressão significativamente menor no osso cortical do que as formas de implantes rectos/fios com rosca triangular ou quadrada. Para a investigação das tensões interfaciais dos implantes ósseos, o estado não-ligado também deve ser estudado. Estudos clínicos e biológicos afirmativos são necessários para se beneficiar dos resultados deste estudo.

A modificação na colocação do implante na cirurgia inicial pode colocar problemas de reabilitação significativos na segunda fase da cirurgia, e a selecção do segundo pilar adequado neste momento pode complicar ainda mais a situação. Apesar da evolução significativa do número de sistemas, desenhos e características dos implantes, aqueles relacionados com o comportamento mecânico das próteses suportadas por implantes devem ter a maior importância. Do ponto de vista da engenharia, o implante hexagonal interno com um cone Morse é definitivamente uma conexão melhor do que um implante hexagonal externo que depende absolutamente do parafuso para manter o pilar no lugar. A conexão morse cónica tem mostrado resultados promissores em termos de conexão mais forte, melhor transferência de carga e micro-movimento reduzido.

Praful N et al (2011)

A concentração de stress foi diminuída na crista quando foi utilizado um fio de asa em comparação com um corpo de implante padrão. As forças laterais de noventa graus foram diminuídas por um factor de 10 no implante da rosca de asa.

Um paciente seguido durante 30 meses mostrou níveis ósseos estáveis ao redor dos implantes de rosca asa. Concluiu-se que a hipótese da rosca asa parece ter algum suporte para aumentar a estabilidade óssea com base na análise de elementos finitos e resultados clínicos precoces. **Zvi L et al (2012)**

Foi feita uma revisão para avaliar os resultados a longo prazo das restaurações suportadas por implantes e dentes naturais, no que diz respeito às complicações associadas aos implantes, dentes e restaurações, bem como a influência sobre esses parâmetros do tipo de conector utilizado. Informações sobre taxa de sobrevida, taxa de complicações, incidência de intrusão dentária e, quando aplicável, tipo de conector utilizado, foram recuperadas dos estudos clínicos. A distribuição de força e os tipos de conectores utilizados foram recuperados do estudo biomecânico. Um resumo dos resultados foi recuperado das revisões. Um total de 25 artigos foi selecionado para inclusão nesta revisão, incluindo estudos clínicos, estudos biomecânicos (7), e revisões (3). As taxas de sucesso dos implantes variaram entre 79,5%-100%. Complicações dentárias ocorreram em 5,4%-11,8% dos casos. Complicações na suprastrutura foram observadas em 5%-90% dos casos. A intrusão dentária apresentou um total de 0%-66% dos casos, mais frequentemente em casos com conexão não-rígida (0%-66%) do que em casos com conexão rígida (0%-44%). Estudos biomecânicos mostram uma grande diferença na distribuição de tensão e na dependência do tipo de conector utilizado, com a maioria dos estudos demonstrando que conectores não-rígidos reduzem drasticamente a tensão na superestrutura enquanto aumentam as forças sobre os dentes de suporte e implantes. As taxas de sucesso a longo prazo para conexões dente-implante são menores do que para restaurações suportadas apenas por implantes, no que diz respeito ao prognóstico dos dentes, implantes e superestrutura. O uso de conectores rígidos leva a resultados clínicos mais favoráveis em termos de estabilidade a longo prazo, ocorrência de complicações e intrusão dentária. **Oliver H et al (2012)**

Konstantinos X et al (2012) discutiram a ligação dos dentes aos implantes, a fim de restaurar o edentulismo parcial. O principal problema decorrente dessa conexão é a intrusão dentária, que pode ocorrer em até 7,3% dos casos. A justificativa para essa complicação está sendo tentada através da perspectiva da biomecânica das estruturas anatômicas envolvidas, ou seja, do ligamento periodontal e do osso, bem como da prótese parcial fixa apoiada em dentes e implantes.

A sobrecarga oclusal foi considerada o principal fator etiológico nas complicações do tratamento biomecânico com implantes, que comumente incluía perda óssea marginal, fratura de facetas de resina/cerâmica e porcelana, dispositivo de retenção ou fratura da base da dentadura de overdentures suportadas por implantes, afrouxamento ou fratura dos parafusos do pilar e até mesmo falha do implante. **Hsu Y et al (2012)** A sobrecarga oclusal foi positivamente associada a hábitos parafuncionais como o bruxismo. Uma apreciação da intricidade da oclusão implanto-suportada permitiria aos clínicos uma abordagem mais preventiva ao realizarem o planeamento do tratamento com implantes, uma vez que evitar a sobrecarga de implantes ajuda a assegurar a estabilidade a longo prazo das próteses suportadas por implantes.

Gianni F et al (2012) As tensões máximas calculadas para os diâmetros de perfuração D_A, D_B e D_C foram de 12,31 GPa, 7,74 GPa e 4,52 GPa, respectivamente. Os altos valores de tensão foram medidos na área cortical para os modelos de diâmetros D_A e D_B, enquanto uma distribuição uniforme foi observada para o modelo de diâmetro D_C. As deformações logarítmicas máximas, calculadas em análises não lineares, foram e = 2,46, 0,51 e 0,49 para os três modelos, respectivamente. Este estudo introduz uma metodologia muito poderosa, precisa e não destrutiva para investigar o efeito do tamanho da broca na biomecânica da técnica de implantes dentários.

Outros estudos poderiam ter como objetivo entender como diferentes formas de broca podem determinar a condição ideal de pressurização com uma pré-carga igualmente distribuída na estrutura cortical e trabecular ao redor do implante.

A Implantologia tem melhorado as suas características biológicas e mecânicas. No entanto, o grande desafio actual é oferecer um tratamento de reabilitação estética que seja durável e, ao mesmo tempo, permita a manutenção das estruturas circundantes, como osso e mucosa,

onde este equilíbrio depende de vários factores, incluindo o tipo de interface protética **Angelo M et al (2013)**. Os primeiros implantes foram desenvolvidos pela sobreposição da interface hexagonal externa, porém, vários relatos descreveram complicações clínicas que resultaram no afrouxamento dos parafusos, assim como fraturas de implantes e componentes protéticos. Para reduzir essas falhas, foram desenvolvidas conexões mecânicas - hexagonais, triangulares, octogonais ou cônicas - com encaixe interno. Com o advento e as várias opções de interfaces protéticas disponíveis para o planeamento da reabilitação, é necessário um maior conhecimento sobre as suas características biomecânicas e longevidade.

Considerando o aspecto biomecânico dos implantes curtos, os estudos revisados mostraram uma alta taxa de sobrevivência para implantes curtos e reabsorção óssea marginal comparável aos implantes convencionais por um período de 2 a 3 anos **Hasan et al; (2013)**. Os implantes curtos podem ser uma alternativa bem sucedida às técnicas de aumento ósseo. No entanto, uma consideração especial deve ser tomada para otimizar a oclusão da restauração final e para evitar a carga lateral dos implantes causada pela relação oclusal imprópria. Existe, no entanto, a falta de estudos clínicos a longo prazo. Tais estudos são essenciais uma vez que as investigações experimentais e numéricas mostraram uma tensão relativamente alta do leito ósseo em torno dos implantes curtos, em comparação com os implantes convencionais.

Aldieris et al (2014) Como o comportamento biomecânico dos implantes dentários é diferente do dos dentes naturais, podem ocorrer problemas clínicos. O mecanismo de distribuição de tensão e transferência de carga para a interface implante/osso é uma questão crítica que afecta a taxa de sucesso dos implantes. Portanto, o objetivo deste estudo foi realizar uma breve revisão da literatura sobre os métodos de análise de estresse disponíveis para estudar a carga de próteses implanto-suportadas e discutir suas contribuições na avaliação biomecânica da reabilitação oral com implantes. Vários estudos têm utilizado modelos experimentais, analíticos e computacionais por meio de modelos de elementos finitos (MEF), fotoelasticidade, strain gauges e associações desses métodos para avaliar o comportamento biomecânico dos implantes dentários. O FEM tem sido utilizado para avaliar novos componentes, configurações, materiais e formas de implantes. A maior vantagem do método fotoelástico é a capacidade de visualizar as tensões em estruturas complexas, como estruturas orais, e observar os padrões de tensões em todo o modelo, permitindo ao pesquisador localizar e quantificar a magnitude das tensões. Os extensômetros podem ser usados para avaliar as tensões in vivo e in vitro em próteses, implantes e dentes. Alguns autores utilizam a técnica do extensômetro com fotoelasticidade ou técnicas FEM. Essas metodologias podem ser amplamente aplicadas na odontologia, principalmente na área de pesquisa. Portanto, elas podem orientar pesquisas e estudos clínicos futuros, prevendo algumas desvantagens e racionalizando o tempo clínico.

Victor et al (2014) Uma revisão sistemática da literatura atual mostrou apenas evidências in vitro de que não há consenso sobre a vantagem da utilização de um implante com configuração offset em comparação com aqueles em linha reta **Victor et al (2014),** embora alguns estudos apresentem uma leve melhora na distribuição de tensão óssea quando um implante offset está sob carga oblíqua (PICO).

Os implantes dentários são agora amplamente utilizados para a substituição de dentes ausentes em pacientes total ou parcialmente desdentados e para reconstruções cranianas. No entanto, os riscos de insucesso, que podem ter consequências dramáticas, ainda são sentidos e continuam a ser difíceis de prever. A estabilidade dos biomateriais inseridos no tecido ósseo depende de fenómenos multiescalares de natureza biomecânica (encravamento osso-implante) e biológica (mechanotransdução). O objectivo desta revisão é fornecer uma visão geral do comportamento biomecânico da interface osso-implante dentário em função do seu ambiente, considerando estudos in silico, ex vivo e in vivo, incluindo modelos animais, bem como estudos clínicosMathieu **V et al (2014)** Os determinantes biomecânicos dos fenómenos de osteointegração estão relacionados com a remodelação óssea na proximidade dos implantes (adaptação da estrutura óssea para acomodar a presença de um biomaterial). Aspectos relacionados com a descrição da interface e com a sua natureza espaço-tempo multiescala serão primeiramente revistos. Em seguida, serão descritas as várias abordagens utilizadas na literatura para medir a estabilidade dos implantes e as propriedades da interface osso-implante in vitro e in vivo. Os métodos quantitativos de ultra-som são promissores porque são baratos, não invasivos e devido à sua menor resolução espacial em torno do implante, em comparação com outras abordagens biomecânicas.

Nos últimos anos, a aplicação de pequenos diâmetros e mini implantes dentários para suportar próteses removíveis e fixas tem aumentado drasticamente. Entretanto, o sucesso desses implantes sob forças de mordida funcionais e a reação do osso ao redor deles precisa ser analisada **Hasan I et al (2014).** Esta revisão teve como objetivo apresentar estudos que lidam com a vida de fadiga dos implantes dentários de pequeno diâmetro e mini implantes dentários sob força de mordida normal e sua taxa de sobrevivência. Os estudos numéricos e experimentais concluíram que um aumento no risco de dano ósseo ou falha do implante pode ser assumido em situações clínicas críticas e implantes com diâmetro <3mm têm um risco de fratura na prática clínica. A taxa de sobrevida do pequeno diâmetro e dos mini-implantes dentários durante 5 anos foi de 98,3-99,4%.

Du J et al (2015) Os efeitos da geometria do encaixe ósseo alveolar e do contacto osso-implante na biomecânica do implante e as distribuições de tensão resultantes no osso foram investigadosDu **J et al (2015).** Após a extração dos incisivos laterais em uma mandíbula de cadáver, os implantes foram colocados imediatamente e a área de contato osso-implante, a biomecânica do implante de estabilidade e a tensão óssea foram medidas. Testes biomecânicos in situ acoplados a microscopia de micro-raios-X (p- XRM) ilustraram complexos osso-implante menos rígidos (701-822 N/mm) em comparação com complexos osso-ligamento periodontal (PDL) (791-913 N/mm). Os tomogramas de raios X ilustraram que a causa da redução da rigidez era devido ao limitado contacto osso-implante. A composição elementar heterogênea do osso foi identificada por espectroscopia de raios X dispersiva de energia (EDS). O aspecto inovador deste estudo foi a aplicação de um novo método experimental de mecânica, ou seja, a correlação digital de volume, que permitiu o mapeamento de deformações em volumes de osso alveolar em contato com um implante carregado. As concentrações de deformações superficiais e subsuperficiais identificadas foram uma manifestação de carga transferida para o osso através do contacto osso-implante com base na geometria osso-implante, qualidade do osso, colocação do implante e desenho do implante. O mapeamento de deformação 3D indicou que as concentrações de deformação não são exclusivas das regiões de contacto osso-implante, mas também se estendem ao osso que não está directamente em contacto com o implante. As implicações das concentrações de deformação observadas são discutidas no contexto da mecanobiologia. Embora seja fornecida uma explicação plausível das complicações cirúrgicas para o tratamento imediato com implantes, a extrapolação dos resultados só se justifica por futuros estudos sistemáticos em mais espécimes de cadáveres e/ou modelos in vivo.

A estabilidade dos implantes dentários é um determinante importante para o sucesso cirúrgico. Técnicas de ultra-som quantitativo (QUS) podem ser usadas para avaliar tais propriedades usando o implante agindo como guia de onda **Romain V et al (2016)**. No entanto, a interacção entre uma onda ultra-sónica e o implante continua a ser mal compreendida. O objectivo deste estudo é investigar a sensibilidade da resposta ultra-sónica à qualidade e quantidade de tecido ósseo em contacto com a superfície do implante. A resposta ultra-sónica de 10 MHz de um implante utilizado na prática clínica foi simulada utilizando um modelo de elementos finitos tridimensionais simétricos, que foi validado experimentalmente. A amplitude da resposta ecográfica do implante aumenta quando a profundidade de uma camada líquida localizada na interface do implante aumenta. Os resultados mostraram a sensibilidade da técnica QUS à quantidade de osso em contacto com o implante. A qualidade do tecido ósseo ao redor do implante variou ao modificar as propriedades biomecânicas ósseas em 20%. A amplitude da resposta ecográfica do implante diminui quando a qualidade óssea aumenta, o que corresponde à cicatrização óssea. Em todos os casos, a amplitude da resposta do implante diminui quando a estabilidade do implante dentário aumenta, o que é consistente com os resultados experimentais.

ELEMENTOS DA BIOMECÂNICA

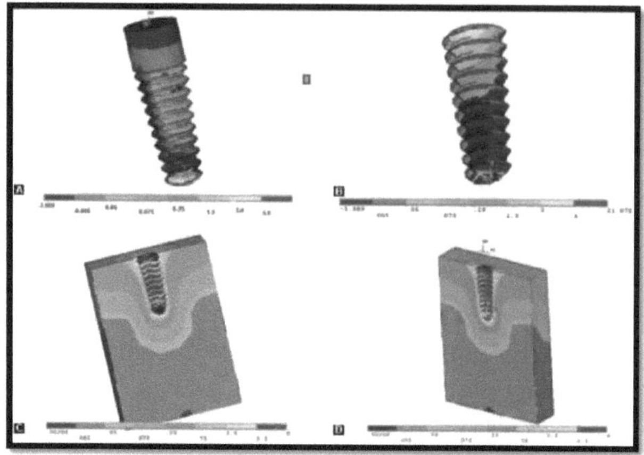

Massa, é o grau de atração gravitacional do corpo de experiências da matéria. A unidade da massa no sistema métrico [SI] é o quilograma [kg]; no sistema inglês, é a massa da libra [lb].

A força pode ser descrita por magnitude, duração, direção, tipo e fatores de ampliação. Forças que atuam sobre implantes dentários são chamadas de quantidades vetoriais, ou seja, possuem tanto magnitude quanto direção.

A segunda lei de Newton, afirma que a aceleração do corpo é inversamente proporcional à sua massa e diretamente proporcional à força que causou a aceleração.

A é directamente proporcional a F/M

Portanto F=ma, onde F=força (Newton),m=massa(kg), e a=aceleração (metros por segundo quadrado/S2). A constante gravitacional (a=9,8m/S2) é aproximadamente a mesma em todos os locais da Terra; portanto, a massa [quilogramas] é o fator determinante para estabelecer a magnitude da carga estática **(Baumeister,1988)**.

Peso é a força gravitacional que age sobre um objeto em um local especificado. As mesmas unidades, Newton ou força de libra, podem, portanto, expressar.

Stress: O stress é uma representação da magnitude da força distribuída pela área em que as forças actuam:

Stress (psi; Pa),=F/A

F=force([Newtons;Ibf)

A=área (polegadas quadradas/metros quadrados)

A tensão interna que se desenvolve num implante e nos tecidos biológicos circundantes sob uma carga imposta pode ter uma influência significativa na longevidade a longo prazo dos implantes.

(Hudieb., et al 2011)

A interface entre implante e osso está sujeita a três tipos diferentes de forças.

* A **compressão** significa que o osso e o implante são forçados um contra o outro. Ocorre quando a força é aplicada perpendicularmente à superfície do implante em direcção ao osso.
* **Tensão**: é a resistência interna a uma força que tenta separar um corpo.
* **Cisalhamento**: é a força que actua ao longo da superfície do implante, ou seja, a força actua na direcção que tende a cisalhar o osso do implante. [7]

Acompanhando estas tensões estão as correspondentes alterações de forma, descritas em termos de tensão

Deformação e deformação: A deformação é definida como a mudança no comprimento dividida pelo comprimento original.

Para tensão e compressão, a tensão expressa um alongamento e encurtamento do corpo respectivamente. No cisalhamento, a mudança de forma é expressa em termos de mudança de ângulo de uma parte do corpo em relação à outra. As características de deformação e deformação dos materiais utilizados na implantodontia podem influenciar os tecidos interfaciais, e a longevidade clínica. O alongamento [deformação] dos biomateriais utilizados para implantes dentários varia de 0% para óxido de alumínio[AhO3] a até 55% para aço inoxidável 316-L recozido **(Brunski et al.,1998)**

Características de tensão-deformação

Um meio comum e útil para comparar materiais é através das propriedades que podem ser derivadas de suas curvas de tensão.

A informação é obtida submetendo o material a tensão em máquinas de teste especiais. A carga e a alteração do comprimento é monitorizada continuamente. A tensão e a tensão correspondente podem ser calculadas para cada instante **(Rieger et al., 1990).**

A curva tensão-deformação é então construída traçando a tensão ao longo de um eixo vertical e a tensão ao longo de um eixo horizontal. Isto dá muita informação sobre a forma como um material se comporta sob cargas aplicadas e tem certas características gerais.

Inicialmente, há frequentemente uma parte da curva em linha recta. Se a tensão for removida do material nesta região, resultará na recuperação completa da forma inicial do espécime. Esta área é chamada de região elástica do comportamento.

Quando a amostra é estressada além da faixa elástica, a remoção da tensão não causará a recuperação da forma inicial da amostra. Esta área chamada região plástica de comportamento.

Eventualmente, a tensão contínua do espécime irá causar a fractura do espécime.

Módulo de Elasticidade (E): É a razão entre tensão e deformação na porção linear da curva de tensão e é a medida da rigidez de um material .

Um material com alto módulo de E deforma menos do que um material com baixo módulo quando submetido a cargas idênticas. Descarga ou remoção de tensão , na porção inicial em linha reta da curva de tensão strsin é acompanhada de completa recuperação instantânea da forma original (ou seja, sem tensão residual.). Esta resposta juntamente com a independência da taxa de carga é denominada comportamento elástico **(Rieger et al., 1990)**.

Limite Proporcional(PL): Quando um material é submetido a uma tensão crescente, é atingido um ponto em que essa tensão não é mais proporcional à deformação. Esta tensão é chamada de limite proporcional.

Um aumento adicional da tensão para além do limite proporcional trará o material à forma (ou seja, há tensão residual). O limite elástico é definido como a tensão além da qual resulta uma deformação permanente **(Brunski et al.,1998)**.

3Desde que a determinação experimental precisa desses parâmetros de estresse é difícil, para fins práticos, o limite proporcional e o limite elástico são indistinguíveis.

Consequentemente, foi definido um parâmetro de status chamado yield stress/strength para facilitar a comparação de vários materiais.

A tensão de cedência é definida como a tensão correspondente a uma quantidade específica de deformação permanente. Esta deformação permanente é normalmente considerada como uma deformação de 0,1% a 0,2% é referida como a compensação percentual. Um material com alta resistência à ruptura é mais difícil de deformar permanentemente com baixa resistência à ruptura.

A força máxima: Com a carga contínua, o espécime irá fraturar. A tensão no espécime no instante da fratura é chamada força máxima.

Esforço máximo: O alongamento máximo ou tensão máxima é uma medida de quanto mudou a forma da amostra no momento da fratura. É muito comumente expressa em termos de deformação percentual.

Comportamento Anisotrópico: Diz-se que os materiais que apresentam diferentes propriedades em diferentes direcções possuem comportamento anisotrópico. Por exemplo, a dentina é um material que responde de forma diferente quando uma carga é aplicada paralelamente aos túbulos e depois quando uma carga é aplicada transversalmente aos túbulos. Esta resposta pode ser comparada a ter uma curva tensão-deformação ao longo dos túbulos e uma curva transversal diferente para os túbulos. O esmalte e o osso cortical e trabecular também apresentam estas características em diferentes graus **(Weinberg et al., 2007)**.

Viscoelasticidade: Descreve as características de alguns materiais para exibir um comportamento dependente do tempo. Isto significa que a tensão desenvolvida dentro do material depende da taxa a que o material é deformado e de quanto tempo a carga é aplicada. Esta característica contrasta com o comportamento elástico descrito anteriormente, que é independente do tempo e completamente reversível.

Dois aspectos do comportamento dependente do tempo dos materiais viscoelásticos são o relaxamento e a fluência.

Relaxamento é a decadência da tensão dentro de um material quando submetido a uma deformação constante.

Creep é o aumento gradual de tensão de um material sujeito a uma carga constante. **(Sarthak et al., 2013)**

DUREZA

Os testes de dureza mais comuns envolvem a indentação de um material por meio de uma cabeça de indentação precisa sob uma carga pré-determinada durante um período de tempo especificado. O número de dureza é calculado dividindo a carga aplicada à cabeça de indentação pela área projetada de indentação. Portanto, um número de dureza mais elevado corresponde à carga mais dura.

material **(Rieger et al., 1990).**

DIFERENÇA ENTRE O DENTE NATURAL E O IMPLANTE DENTÁRIO

Ajudar as pessoas a manter a sua dentição é o objectivo final da medicina dentária. Um dilema desafiador enfrentado pelos clínicos e que tem sido muito debatido é quando os dentes devem ser condenados e os implantes usados em seu lugar **(Ruskin et al., 2005; John et al., 2007; Torabinejad et al., 2007).** Existe uma tendência para uma abordagem simplificada de 'extração e implante', mas isso nem sempre é simples ou ético. Particularmente, dentes endodonticamente tratados têm sido considerados inferiores aos implantes em termos de estabilidade e retenção a longo prazo **(Ruskin et al., 2005).**

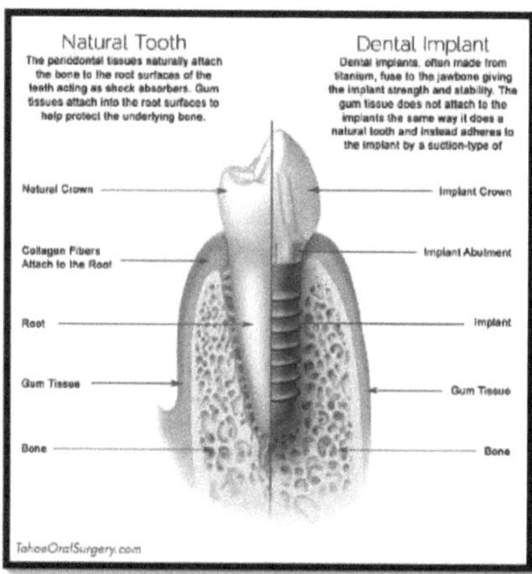

A odontologia moderna deve seguir uma abordagem baseada em evidências. Entretanto, a questão da retenção ou extração de um dente não tem sido satisfatoriamente respondida com um alto nível de evidência **(Iqbal e Kim, 2007).** O processo de decisão entre a retenção e a extração de um dente é difícil de ser investigado. Um dente pode estar funcionando; entretanto, riscos multifatoriais podem levar à extração após tentativas de tratamento endodôntico ou restaurador **(Wolcott e Meyers, 2006).** Isso é complicado por inúmeras variações naturais ou patológicas, diferentes opções de planejamento de tratamento, atitude e/ou habilidade do clínico e preferências do paciente **(Avila et al., 2009).**

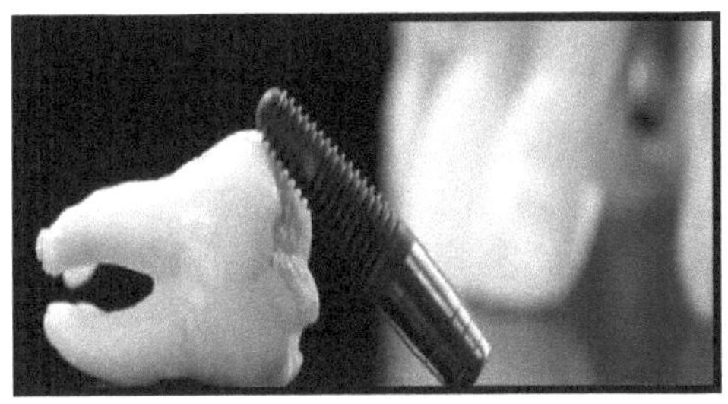

Comparação de estruturas de suporte de dente e implantes (Lindh et al., 2001)

Estrutura	Dente	Implante
Ligação ao osso	Cimento, osso& períodoontium	Osseointegração, anquilose funcional óssea
Epitélio juncional	Hemidesmosomas e lamina basal (zonas lamina lucida e lamina densa)	Hemidesmosomas e lamina basal (zonas lamina lucida, lamina densa e sublamina lucida)
Tecido conjuntivo	12 grupos: seis inserções perpendiculares às superfícies dentárias ^colagen& f fibroblastos	Apenas dois grupos: fibras paralelas e circulares; sem fixação à superfície do implante f colagénio e fibroblastos.
Largura biológica	2,04-2,91 mm	3,08 mm (inclui sulco)
Vascularidade	Maior; ligamento supraperiosteal e periodontal	Menos periosteal
Profundidade de	3 mm em saúde	2,5mm-5,0 mm (dependendo do
		profundidade dos tecidos moles)
Sangramento na sondagem	Mais confiável	Menos confiável

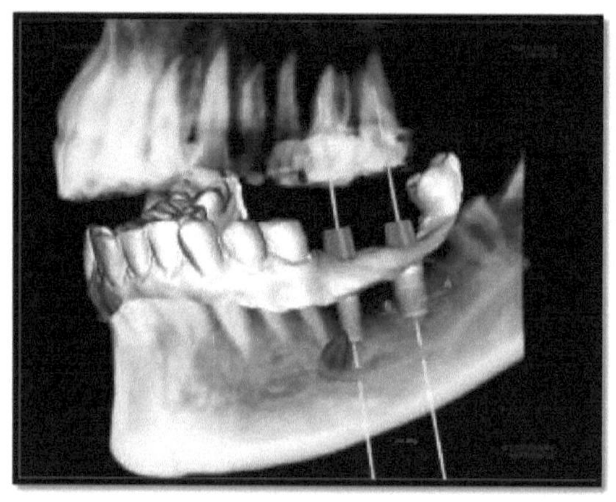

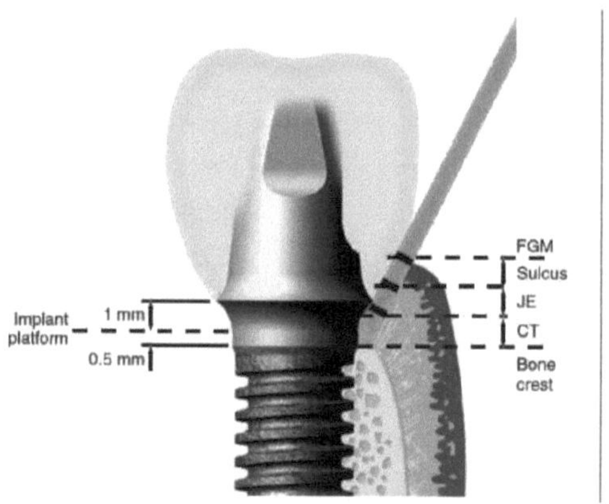

Fig: Um implante não tem fibras de tecido conjuntivo na zona do tecido conjuntivo que se insere no implante. A sonda periimplantar penetra no sulco, na ligação epitelial juncional (JE), e na maior parte da zona do tecido conjuntivo. *TC,* tecido conjuntivo; *MGF,* margem gengival livre

TABELA 2:Diferença entre o Dente e o Implante

S.NO	TOOTH	IMPLANTE
CONNECÇÃO	Ligamento periodontal	Osseointegração
PROPRIOCEPÇÃO	Periodontal Mecanorreceptores	Osseopercepção

TACTILE SENSIBILIDADE	Alto	Baixo
MOBILIDADE EXIAL	25-100 um	3-5um
MOVIMENTAÇÃO PADRÕES	Primário: Imediato movimento Secundário: Gradual movimento	Movimento gradual
FULCRUMTO FORÇA LATERAL	Terço apical da raiz	Crestal bone
LOADBEARING CARACTERÍSTICAS	Função amortecedora de choques	Concentração de tensão no osso da crista
SIGNSOF SOBRECARREGAMENTO	Espessamento peridontal, mobilidade, facetas de desgaste, fremitus& dor	Afrouxamento ou fratura de parafusos, pilares ou próteses fratura, perda óssea e fratura do implante

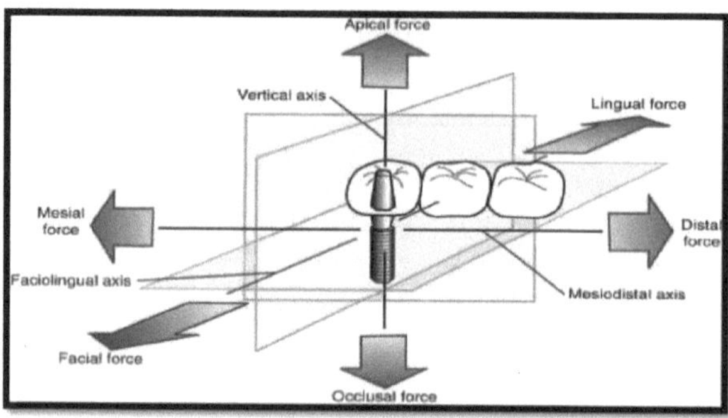

Fig.6.1: As forças são tridimensionais, com componentes dirigidos ao longo de um ou mais eixos de coordenadas clínicas; mesiodistal, faciolingual, ocusoapical(vertical)

O caráter da distribuição de forças entre os membros de um sistema depende da relativa rigidez/deflexão de cada membro **(Skalak,1983)** .

Entretanto, existe um paradoxo quanto ao papel da rigidez e deformação (flexibilidade) quando se compara próteses suportadas por dentes com próteses suportadas por múltiplos implantes.

Existem diferenças estruturais entre as duas entidades e o meio de suporte (ou seja, ligamento periodontal versus osseointegração), que são diametralmente opostas fisiologicamente. A primeira tem a máxima flexibilidade de qualquer porção do sistema enquanto a segunda, por definição, não tem nenhuma **(Brunski,1998)**.

As próteses de ambos os sistemas são consideradas rígidas. Uma prótese fixa é geralmente cimentada permanentemente aos dentes naturais, formando uma unidade estrutural rígida.

No entanto, os elementos verticais de cada sistema têm características opostas. As interfaces implante-prótese introduzem graus mínimos de flexibilidade, como resultado da deformação do parafuso de retenção. **(Rangert et al;1991)**

Esses fatores têm um efeito profundo sobre os conceitos de distribuição de força quando os sistemas são comparados e introduzem o risco de falha clínica quando dentes e implantes são combinados em suporte.ofpróteses sem o entendimento dessas diferenças fundamentais.

7.1: Distribuição da Força com Dentes Naturais

Devido ao micro movimento permitido pelo ligamento periodontal, bem como à forma da própria raiz, a força oclusal vertical (O) produz uma linha de força resultante (F) que tem o seu centro de rotação (CR) localizado na terceira área apical.

7.2: Área de impacto

A área de impacto é o contato cúspide de dentes opostos (seta, Fig 1a). A linha de força resultante é sempre perpendicular ao impacto são (**Weinberg,2007**). Portanto, um contato cúspide a fossa produz uma força vertical, enquanto um contato cu sp-to-incline produz forças laterais. Por exemplo, quando uma força vertical é aplicada à inclinação da cúspide vestibular, a linha de força resultante, perpendicular a essa inclinação, cai a uma grande distância (D) do centro ou rotação do dente.

7.3: Torque

A força lateral é expressa como torque, que é a força multiplicada pela distância perpendicular ao centro ou à rotação . Como mostrado na força lateral pode ser efetivamente diminuída pela redução da inclinação da cúspide da área de impacto para que a linha resultante da força passe mais próxima do centro de rotação do dente. As forças compressivas e de tração são exercidas sobre o ligamento periodontal, uma vez que o dente apresenta micromovimentos sobre o centro de rotação. O comprimento da raiz melhora significativamente a distribuição da força para o osso alveolar.

7.4: Distribuição de Força com Implantes

O módulo implante de crista é um dos segmentos de um implante dentário de duas peças que é projetado para segurar os componentes protéticos e para criar uma zona de transição para o corpo do implante portador de carga. O seu desenho, posição em relação à crista alveolar e uma interface de implante de pilar faz-nos acreditar que, tem um papel importante na integração tanto para os tecidos duros como para os moles. Em outras palavras, o módulo da crista de um corpo de implante é caracterizado como uma região de tensão mecânica altamente concentrada. Essa região do implante não é ideal para suportar cargas, como evidenciado pela perda óssea como uma ocorrência comum, independentemente do desenho ou técnica.Muitos estudos na literatura têm mostrado que a perda óssea marginal média dos dentes adjacentes registrada durante o tempo médio de exame (16 meses) foi de 0,97 (1,46)mm e observada nos incisivos laterais superiores frente a um fixador nas regiões caninas ou incisivos centrais. De fato, a perda óssea tem sido observada com tanta freqüência, que muitos módulos de cristais de implante são projetados para reduzir o acúmulo de placa após a perda óssea (**Rangert et al; 1991**) (**Brunski,1998**). Um módulo de crista lisa e paralela resultará em tensões de cisalhamento nessa região, tornando a manutenção do osso muito difícil. Um módulo de crista angular de mais de $20°$, com uma textura superficial que aumenta o contacto ósseo, irá impor um ligeiro componente compressivo benéfico para o osso contíguo e diminuir o risco de perda óssea alveolar (**Skalak,1983**). O desenho do módulo de crista pode transmitir diferentes tipos de força ao osso. (a) Um colar polido, bem como um desenho do módulo de crista reta transmite força de cisalhamento, no entanto, (b) Uma superfície rugosa sobre um colar angulado pode representar alguma força compressiva para o osso subjacente. A vedação ideal criada pelo módulo de crista maior também proporciona uma maior estabilidade inicial do implante após a colocação, especialmente em osso não preparado mais macio, pois comprime a região. O maior diâmetro também aumenta a superfície, o que contribui para diminuir a tensão na região da crista em comparação com os módulos de crista de menor diâmetro.

Um colarinho polido de altura mínima deve ser projetado na parte superior do módulo da crista logo abaixo da plataforma protética. Foi relatada uma largura biológica de 0,5 mm apical à conexão entre pilar e implante. Um colar de 0,5 mm de comprimento proporciona uma superfície lisa desejável próxima à área peri-gengival, preservando o desempenho biomecânico da porção restante do módulo de crista.

O osso é submetido a uma carga de cisalhamento desnecessária e excessiva em implantes caracterizados por um colarinho polido mais longo. Foi relatada uma perda significativa de osso crestal para implantes com regiões corona maquinadas (lisas) maiores. Esta perda óssea é atribuída à falta de carga mecânica efectiva entre a região coronal maquinada do implante e o osso circundante. Tal dilema clínico é abreviado por um desenho biomecânico que poderia minimizar a área da superfície do colar de cisalhamento. No entanto, é bastante óbvio que o desenho do módulo de crista pode transmitir diferentes tipos de forças sobre o osso, o que depende da textura e forma da sua superfície. Um colar polido e um desenho do módulo de crista reta transmitem força de cisalhamento, enquanto que uma superfície rugosa com um colar angulado transmite uma força compressiva benéfica para o osso.

Além disso, tem sido agora uma observação clínica universal que o osso é muitas vezes perdido para o primeiro fio, independentemente do tipo ou design do fabricante, após a carga. O osso cresce acima dos fios durante a cicatrização, mas após a carga da prótese, a perda óssea é muitas vezes observada. A perda óssea muitas vezes pára no primeiro fio porque, o primeiro fio muda as forças de cisalhamento do módulo da crista para um componente de força compressiva no qual o osso é mais forte.

7.5: Distribuição de força com implantes Módulo de elasticidade óssea

O módulo de elasticidade do osso permite um grau de deflexão medido em mícrons. (Os dispositivos de titânio são mais rígidos que o osso de revestimento).

Entretanto, os implantes osseointegrados não possuem micromovimentos (como o permitido por um ligamento periodontal) suficientes para causar distribuição de força igual à dos dentes naturais **(Skalak,1983)**.

Torque

Devido à falta de micromovimentos dos implantes, a maior parte da distribuição da força está concentrada na crista do cume. A força vertical nos implantes cilíndricos estaria concentrada no ápice, enquanto os implantes rosqueados produziriam cristais e força apical no osso. As forças laterais em ambos os desenhos resultariam na distribuição da força da crista. (Uma fixação tipo parafuso é utilizada em todas as ilustrações por simplicidade; no entanto, a discussão também se aplica ao desenho cilíndrico).

Como mostrado na figura, a força vertical (O) sobre uma inclinação cúspide produziria uma linha de força resultante (F) perpendicular à área de impacto. A distância perpendicular (D) à crista da crista, multiplicada pela força resultante (F) é o valor de torque, que se concentra na crista da crista em vez de se distribuir ao longo das superfícies do implante como nos dentes naturais. Este conceito é consistente com a perda óssea encontrada nos implantes, que é quase sempre iniciada na crista da crista.

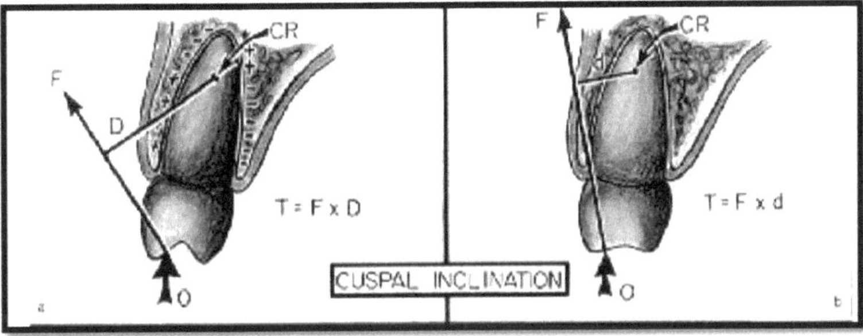

Fig.: Comparação da produção de torque em próteses naturais e implanto-suportadas em relação a alterações na inclinação das cúspides. O = força oclusal vertical; F = força resultante; CR = centro de rotação; D, d = distância; T = torque.

7.6: Redução do Torque

A inclinação das cúspides pode ser reduzida, o que irá aplanar a área de impacto, produzindo assim uma linha de força resultante mais vertical. A distância perpendicular (D) desde a crista da crista até a linha resultante da força é reduzida, reduzindo assim efetivamente o torque (força lateral) sobre o osso da crista. Uma verdadeira relação cúspide a fossa deve ser criada em oclusão cêntrica, sem contato nas relações de trabalho ou equilíbrio lateral, sempre que possível.

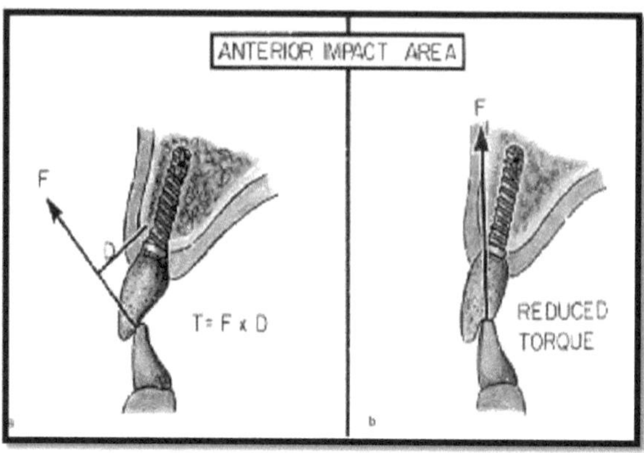

Fig.: A modificação da área de impacto anterior pode reduzir o torque. F = força resultante; D = distância; T = torque

FORÇA VECTOR

O estresse biomecânico é um fator de risco significativo na odontologia de implantes. A sua magnitude está directamente relacionada com a força. Diferentes condições de pacientes colocam diferentes quantidades de força em magnitude, duração, tipo e direção. Além disso, vários fatores podem se multiplicar ou aumentar o efeito dessas outras condições. Uma vez determinada a opção de prótese e as posições-chave do implante, os níveis potenciais de força que serão exercidos sobre a prótese devem ser avaliados e contabilizados de forma a modificar o plano global de tratamento. Vários elementos observados durante a avaliação dentária prevêem forças adicionais em futuros pilares de implantes.

A sobrevivência inicial do implante, a sobrevivência da carga, a perda de osso da crista marginal, a incidência de afrouxamento do pilar ou do parafuso protético, as restaurações sem restrições, a fractura da porcelana e a fractura dos componentes são todas influenciadas pela força.

As forças que actuam sobre implantes dentários são referidas como quantidades vectoriais, ou seja, possuem tanto a magnitude como a direcção.

7.1 Fatores que afetam a carga sobre o implante

7.1.1 Forças Parafuccionais :

As forças parafuncionais nos dentes ou implantes são caracterizadas por oclusão repetida ou sustentada e são reconhecidas há muito tempo como prejudiciais ao sistema estomatognático (**Seth e Karla, 2013**). Estas forças também são mais prejudiciais quando aplicadas em próteses de implantes. A falta de fixação rígida durante a cicatrização é muitas vezes resultado da parafunção em próteses de tecido mole sobrepostas ao implante submerso. A causa mais comum de falha precoce e tardia do implante após uma fixação cirúrgica bem sucedida é o resultado de forças parafuncionais (**Van et al**; **2001**).

Estas forças parafuncionais podem ser de vários tipos;

a) Bruxismo:

O bruxismo diz respeito principalmente ao ranger horizontal e não funcional dos dentes. As forças envolvidas estão em excesso significativo de cargas mastigatórias fisiológicas normais (**Van et al;2001**). O bruxismo pode afetar os dentes, músculos, articulações, ossos, implantes e próteses. Estas forças podem ocorrer enquanto o paciente está acordado ou a dormir e podem gerar um aumento da força no sistema várias horas por dia. O bruxismo é o hábito oral mais comum. A força máxima de mordida dos pacientes com bruxing é maior do que a média. Tal como um halterofilista experiente pode elevar mais peso, o paciente exercita constantemente os músculos da mastigação e desenvolve uma maior força de mordedura. Um homem que mastiga cera de parafina durante uma hora por dia durante um mês pode aumentar a força de mordedura de 118 psi para 140 psi dentro de 1 semana. ref Um paciente de 37 anos com uma longa história de bruxismo registou uma força máxima de mordedura de mais de 990 psi. O bruxismo altera as forças mastigatórias normais pela magnitude (maiores forças de mordida), duração (horas ao invés de minutos), direção (lateral ao invés de vertical), tipo (cisalhamento ao invés de compressão) e ampliação (quatro a sete vezes normal) **(Saime et al; 2013)**. Os materiais seguem uma curva de fadiga como mostrado na Fig(7.1) que é afetada pelo número de ciclos e pela intensidade da força.

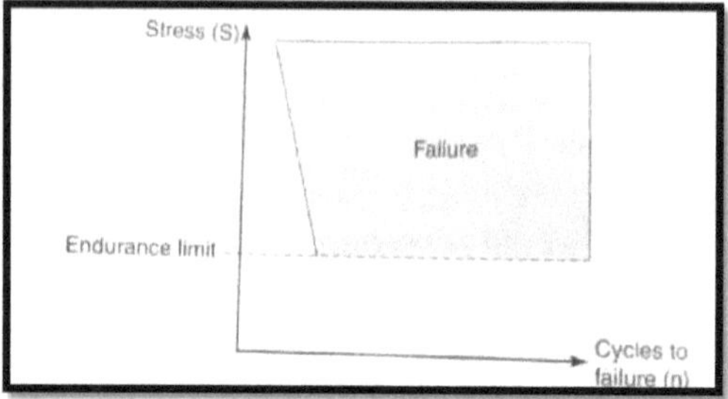

Fig.7.1: O comportamento de fadiga dos biomateriais é caracterizado por um gráfico de tensão aplicada versus o número de ciclos de carga.

Uma força pode ser tão grande que um ciclo causa uma fratura. No entanto, se uma força menor atingir repetidamente um objecto, este ainda se fracturará **(Parle et al ;2017)**

b) Fechamento:

O cerramento é um hábito que gera uma força constante exercida de uma superfície oclusal para a outra sem qualquer movimento lateral. A posição habitual de cerramento não corresponde necessariamente a uma oclusão cêntrica. A direção da carga pode ser vertical ou horizontal. As forças envolvidas são em excesso significativo de cargas fisiológicas normais e são semelhantes ao bruxismo em quantidade e duração; no entanto, várias condições clínicas diferem na cerramento. As forças geradas durante a cerramento são dirigidas mais verticalmente para o plano de oclusão, pelo menos nas regiões posteriores da boca. O cerramento aumenta o risco de falha mecânica, como fratura da porcelana, restauração não cimentada, fratura do parafuso do pilar, fratura do corpo do implante e perda óssea da crista.

(c) Impulso e tamanho da língua:

O impulso parafuncional da língua é a força antinatural da língua contra os dentes durante a deglutição (**Falk et al; 1990**). Uma força de aproximadamente 0,38 psi a 10,08 psi nas áreas anterior e lateral do palato foi registrada durante a deglutição (**Gibbs et al:1986**). Embora a força de impulso da língua seja de menor intensidade do que em outras forças parafuncionais, ela é de natureza horizontal e pode aumentar a tensão no local permucoso do implante.

7.1.2 Espaço em altura da coroa

A distância interarco é definida como a distância vertical entre os arcos dentado maxilar e mandibular ou dentado mandibular sob condições específicas (**Misch, 1993**). O CHS (Compression Hip Screw) para implantes dentários é medido desde a crista do osso até o plano de oclusão na região posterior e a borda incisal do arco em questão na região anterior. À medida que a CHS aumenta, a quantidade de força e complicações mecânicas relacionadas às próteses de implante também pode aumentar. A biomecânica do CHS está relacionada ao braço de alavanca, quando um cantilever é colocado sobre um implante, momentos sobre o corpo do implante. Quando a altura da coroa é aumentada de 10 para 20 mm, os momentos são aumentados em 200%. Um ângulo de 120° com uma força de 100N resultará numa força de 315 Nm sobre uma altura da coroa de 15mm. ref

7.1.3 Dinâmica Mastigatória

A dinâmica muscular mastigatória é responsável pela quantidade de força exercida sobre o sistema de implantes. Vários critérios estão incluídos nesta rubrica, tamanho do paciente, sexo, idade e posição esquelética (**Misch,2002**). O tamanho do paciente pode influenciar a quantidade de força de mordida. Em geral, as forças registradas nas mulheres são 20 libras a menos do que as dos homens. Em um relatório clínico, homens parcialmente desdentados têm uma taxa de falha de implante de 13% em comparação com mulheres com uma taxa de falha de 77% (**Kydd e Toda,1962**).

7.1.4 Posição do Arco

A posição do arco esquelético pode influenciar a quantidade de força máxima de mordida. A força máxima de mordida é maior na região molar e diminui à medida que as medições progridem anteriormente. A força máxima de mordida na região do incisivo anterior corresponde a aproximadamente 35 a 50 psi; as da região canina variam de 47 a 100 psi; enquanto as da área molar variam de 127 a 250 psi (**Winders, 1998**). Além disso, as forças no segundo molar são 10% maiores que no primeiro molar, indicativo de uma variação de 140 a 275 psi (**Brunski, 1998**). A força de mordida anterior é diminuída na ausência de contato dentário posterior e maior na presença de oclusão posterior ou contatos excêntricos (**Lindh et al; 2001**).

7.1.5 Arco oposto

Os dentes naturais transmitem maiores forças de impacto através de contactos oclusais do que as próteses completas suportadas por tecidos moles. Além disso, a força oclusal máxima dos pacientes com dentaduras completas é limitada e pode variar de 5 a 26 psi. A força máxima gerada em uma prótese de implante está relacionada à quantidade de dente ou implante que suporta a arcada oposta (**Howell e Bruderold, 1950**). Os implantes dentários são submetidos a cargas oclusais quando colocados em função. Essas cargas podem variar drasticamente em magnitude, frequência e duração, dependendo dos hábitos parafuncionais dos pacientes. Cargas mecânicas passivas podem ser aplicadas aos implantes dentários durante o estágio de cicatrização devido à flexão mandibular, contato com o parafuso de cobertura do primeiro estágio e extensão permucosal do segundo estágio.

7.2 Influência da direção da força sobre a carga em Bone

7.2.1 Ângulo de carga

B um tem força e rigidez diferentes, dependendo da direção da carga. É mais fraca quando carregada sob uma força angulada. Quanto maior o ângulo de carga, maiores são as tensões para a interface óssea do implante REF. As cargas anguladas aumentam a quantidade de carga de cisalhamento ao osso, como mostra a figura seguinte (7.2), e o osso é mais fraco a cargas do tipo cisalhamento.

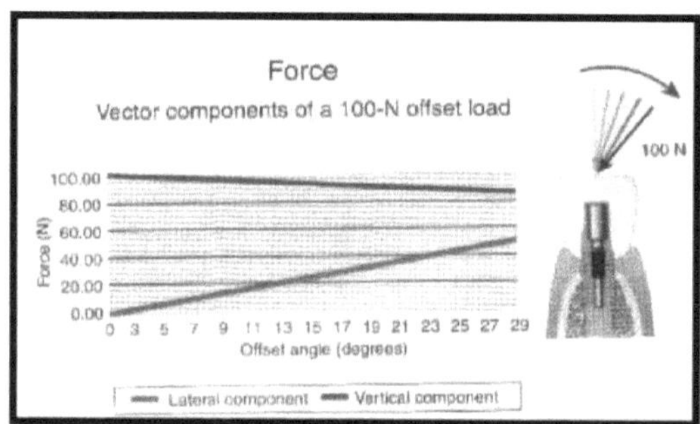

Fig.7.2:A força aplicada a um corpo de implante com uma carga angulada, uma direção angulada da força também aumentou em relação direta ao ângulo da força.

O efeito nocivo das cargas angulares ao osso é ainda mais exacerbado devido à anisotropia do osso. A anisotropia refere-se a como o carácter das propriedades mecânicas dos ossos, incluindo a resistência final, depende da direcção em que o osso é carregado.

7.2.2 Tipo de Força

Uma força aplicada a um implante dentário raramente é dirigida absolutamente longitudinal ao longo de um único eixo. De facto, existem três eixos de carga clínica dominantes na odontologia de implantes: mesiodistal, faciolingual e oclusoapical.

Um único contato oclusal geralmente resulta em uma força oclusal tridimensional. É importante que esta força tridimensional possa ser descrita em termos das suas partes componentes da força total que são dirigidas ao longo dos outros eixos. O processo pelo qual as forças tridimensionais são decompostas em suas partes componentes é referido como resoluções vetoriais Fig. (7.3) e pode ser usado rotineiramente na prática clínica para aumentar a longevidade do implante.

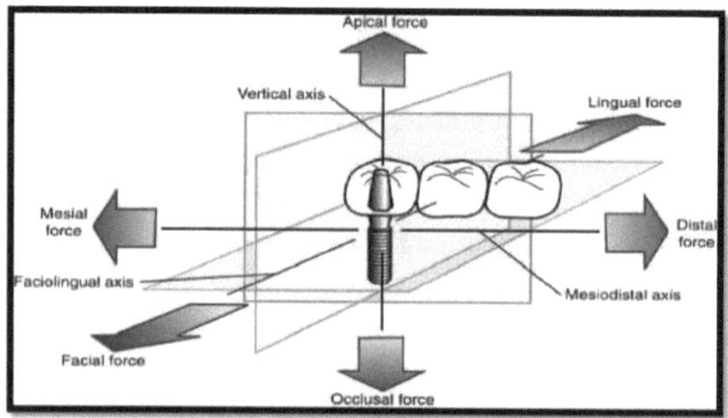

Fig 7.3: As forças são tridimensionais, com componentes dirigidos ao longo de um ou mais eixos de coordenadas clínicas: mesiodistal, faciolingual, e oclusoapical (vertical).

As forças podem ser descritas como
1. Compressivo
2. Tensile
3. Cisalhamento na natureza

As forças compressivas tendem a manter a integridade de uma interface osso-implante, enquanto as forças de tração e cisalhamento tendem a distrair ou perturbar tal REF interface

O osso é mais forte quando carregado em compressão, 30% mais fraco quando submetido a forças de tração e 65% mais fraco quando carregado em cisalhamentoREF, como mostrado na Fig(7.4) a seguir

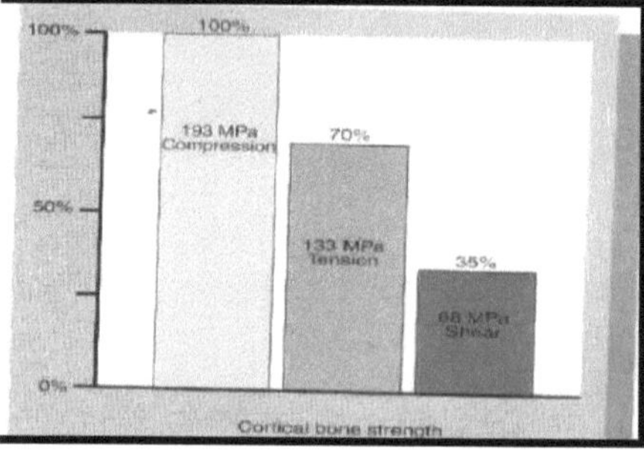

Fig 7.4: O osso é mais forte sob forças de compressão,30% mais fraco para forças de tração e 65% mais fraco para forças de cisalhamento.

O osso cortical pode suportar mais estresse, mas menos tensão. O osso trabecular pode sofrer mais tensão antes de ser fracturado. O REF D1 (Osso cortical denso) é 10 vezes mais forte que o osso trabecular fino e macio. D2 (osso cortical denso a osso cortical grosso) é aproximadamente 50% mais forte que D3 (osso cortical denso a osso cortical fino). A rigidez do osso é afectada pela densidade do osso. O módulo Youngs para osso compacto é 10 vezes maior do que o osso esponjoso. Quanto mais denso o osso, mais rígido o osso, e menos biomecânica a descoordenação com o titânio durante a carga. REF As propriedades mecânicas do osso trabecular e cortical encontradas no ambiente oral apresentam um alto grau de variação em função da direção, taxa e duração da carga. A densidade estrutural do osso tem uma influência significativa no seu módulo de elasticidade e resistência final.

As forças de cisalhamento são mais destrutivas para implante e osso quando comparadas com outras modalidades de carga. As forças compressivas em geral, são melhor acomodadas pelo sistema completo de implante - prótese. O osso cortical é mais forte na compressão e mais fraco no cisalhamento. Além disso, os cimentos e parafusos de retenção, os componentes do implante e as interfaces do implante ósseo acomodam forças compressivas maiores do que as de tracção ou de cisalhamento. REF

O desenho do corpo do implante transmite a carga oclusal para o osso. Os implantes dentários roscados ou alhetados transmitem uma combinação de todos os três tipos de força na interface sob a acção de uma única carga oclusal. Esta conversão de uma única força em três tipos diferentes de força é completamente controlada pela geometria do implante. REF A prevalência de forças de tração e ou cisalhamento potencialmente perigosas em implantes rosqueados ou alhetados pode ser controlada de forma otimizada através de um cuidadoso projeto de engenharia.

Os implantes cilíndricos, em particular, correm o maior risco de cargas de cisalhamento prejudiciais na interface implante-tecido sob uma carga oclusal dirigida ao longo do longo eixo do corpo do implante. Como consequência, os implantes cilíndricos requerem um revestimento para gerir a tensão de corte na interface através de uma fixação óssea mais uniforme ao longo do comprimento do implante. A perda óssea adjacente aos implantes cilíndricos e/ou a degeneração do revestimento resulta num implante mecanicamente comprometido. REF

A carga de compensação na restauração de um único dente ou de múltiplos pilares resulta em cargas de momento (flexão) Fig (7.5) Como resultado, é frequentemente encontrado um aumento nos componentes de força de tracção e de cisalhamento. As forças compressivas devem ser tipicamente dominantes na oclusão protética do implante.

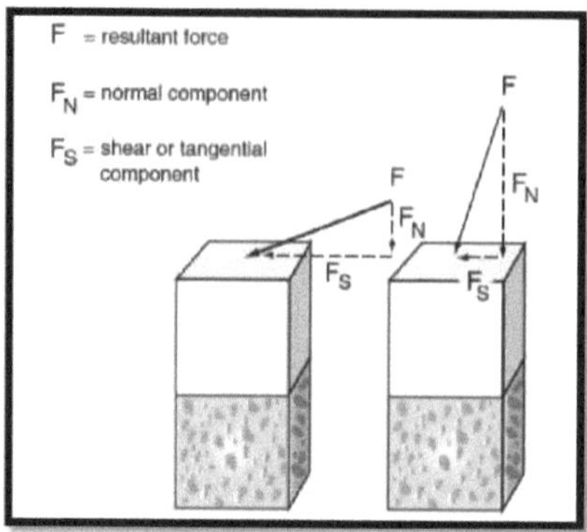

Fig 7.5: A força pode ser resolvida em uma combinação de componentes de força normal e de cisalhamento em um determinado plano.

Dependendo da direção da aplicação da carga, a mesma magnitude de força tem efeitos diferentes.

7.3 Força Magnitude

7.3.1 tensão

A forma pela qual uma força é distribuída sobre uma superfície é referida como tensão mecânica. Assim, a relação familiar define a tensão:

$$o = F/A$$

onde o é stress (libras por polegada quadrada ou pascals),

F é força (libra ou newton),

A é a área (polegadas quadradas ou quadrangulares).

As tensões internas que se desenvolvem num sistema de implantes e nos tecidos biológicos circundantes sob uma carga imposta podem ter uma influência significativa na longevidade dos implantes in vivo a longo prazo. Como regra geral, um objectivo do planeamento do tratamento deve ser o de minimizar e distribuir uniformemente as tensões mecânicas no sistema de implantes e no osso contíguo.

REF A magnitude da tensão depende de duas variáveis magnitude de força e área transversal sobre a qual a força é dissipada.

É raro que um dentista consiga controlar completamente a magnitude da força. A magnitude da força pode ser diminuída reduzindo estas lupas significativas de força, como o comprimento da Cantilever, cargas Offset e altura da Coroa. As proteções REFNight para diminuir a parafunção noturna, materiais oclusais que diminuem a força de impacto e sobredentaduras, ao invés de próteses fixas, que podem ser removidas à noite, são outros exemplos de estratégias de redução de força.

A área de superfície funcional sobre a qual a força é distribuída, no entanto, é completamente controlada através de um cuidadoso planejamento de tratamento ref. Uma área de seção transversal funcional é definida como aquela superfície que participa significativamente da carga e da dissipação de tensão. Esta área pode ser optimizada através do aumento do número de implantes para um determinado local desdentado e da selecção de uma geometria de implante que tenha sido cuidadosamente concebida para maximizar a área transversal funcional. ref Um aumento da área da superfície funcional serve para diminuir a magnitude da tensão mecânica imposta à prótese, implante e tecidos biológicos.

Os componentes de tensão são descritos como normais (perpendiculares à superfície e dado o símbolo o) e cisalhamento (paralelo à superfície e dado o símbolo T). Uma tensão normal e duas tensões de cisalhamento atuam em cada plano (x, y, z); portanto

   Txy = ryx, ryz = Tzy, e TXZ = TZX.

Assim, qualquer elemento tridimensional pode ter seu estado de tensão completamente descrito por três componentes de tensão normal e três componentes de cisalhamento. As tensões de pico ocorrem quando o elemento de tensão é posicionado em uma determinada orientação (ou configuração geométrica) na qual todos os componentes de tensão de cisalhamento são zero. ref

Quando um elemento está nesta configuração, as tensões normais recebem um nome particular, tensões principais, e são indicadas como 1, 2, e o3.

Por convenção, as tensões máximas principais (d) representam as tensões mais positivas (tipicamente tensões de pico de tração) em uma região de implante ou tecido e as tensões mínimas principais (o3), as tensões mais negativas (tipicamente tensões compressivas de pico). O Sigma 2 (o2) representa um valor intermediário entre o1 e o3. ref

A determinação destes picos de tensão normal num sistema de implantes dentários e nos tecidos pode dar uma visão valiosa sobre os locais de potencial fractura do implante e atrofia óssea.

7.3.2 Deformação e Tensão

Uma carga aplicada a um implante dentário pode induzir a deformação do implante e dos tecidos circundantes. Os tecidos biológicos podem ser capazes de interpretar a deformação ou uma manifestação da mesma e responder com o início da actividade de remodelação.

As características de deformação e rigidez dos materiais utilizados na odontologia de implantes, particularmente os materiais de implantes, podem influenciar os tecidos interfaciais, a facilidade de fabrico dos implantes e as longevidades clínicas. ref

Relacionado com a deformação está o conceito de deformação, um parâmetro que se acredita ser um mediador chave da atividade óssea. Sob a ação de uma força de tração *(F)*, a barra reta (de comprimento original Io) sofre alongamento até um comprimento final (lo + Al). A tensão de engenharia, que é unitless, é definida como elongação por unidade de comprimento e é descrita como:

s =i-lo=Al

onde *Al* é alongamento; lo é comprimento da bitola original; e l é comprimento final após o alongamento, Al. Tensão de cisalhamento Y, descreve a mudança no ângulo reto de um corpo ou elemento de tensão sob a ação de uma carga pura de cisalhamento Fig. 7.6.

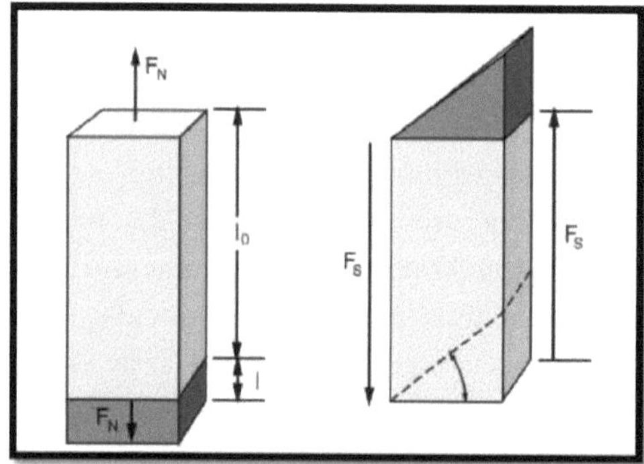

Fig7.6: Sob a ação da força de tração *(FN)*, a barra reta (originalmente *I0)* é alongada por uma quantidade Д/. A tensão de engenharia *(e)* é a deformação por unidade de comprimento. Tensão de cisalhamento y é a alteração do ângulo reto de um corpo ou elemento de tensão sob a ação de uma carga pura de cisalhamento (FS).

Todos os materiais (biológicos e não biológicos) são caracterizados por um alongamento máximo possível antes da deformação permanente ou dos resultados da fratura. Além disso, os materiais biológicos apresentam dependência da taxa de deformação na medida em que suas propriedades materiais (por exemplo, módulo de elasticidade e resistência à tração final) são alteradas em função da taxa de carga (e subsequente taxa de deformação **(Carlsson,1974)**.

A observação experimental também demonstrou que a tensão lateral também acompanha a tensão axial sob a ação de uma carga axial. Dentro de uma faixa elástica (definida mais adiante nesta seção), estas duas deformações são proporcionais uma à outra como descrito pela razão de Poisson, p. Para carga de tração:

p=Estirpe lateral/estirpe axial

As propriedades materiais e mecânicas descritas prevêem a determinação do comportamento de tensão implante-esforço de acordo com as relações estabelecidas na teoria da mecânica dos sólidos (**Carr e Laney,1987**).

7.3.3 Relação Stress-Formação

É necessária uma relação entre a força aplicada (tensão) que é imposta ao implante e tecidos circundantes e a deformação subsequente (deformação) experimentada em todo o sistema.

Se qualquer corpo elástico for submetido experimentalmente a uma carga aplicada, então uma curva de deformação carga-versus pode ser gerada. Dividindo os valores de carga (força) pela área de superfície sobre a qual eles atuam e a mudança no comprimento pelo comprimento original produz uma curva clássica de tensão de engenharia. A inclinação da parte linear (elástica) dessa curva é chamada de módulo de elasticidade (E), e seu valor indica a rigidez do material em estudo Fig(7.7).

Quanto mais próximo o módulo de elasticidade do implante se assemelhar ao dos tecidos biológicos contíguos, menor será a probabilidade de movimento relativo na interface tecido-implante.

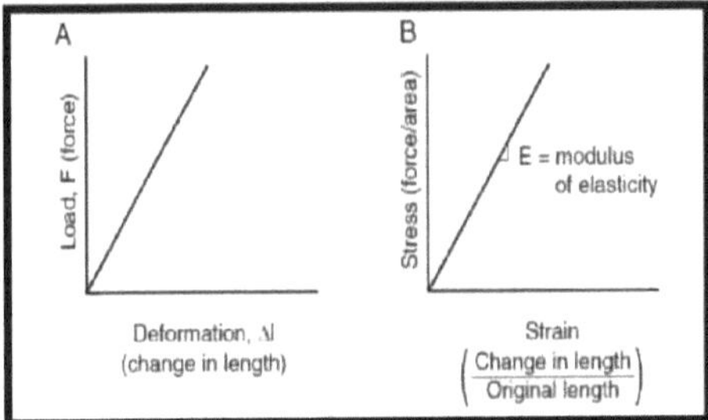

Fig 7.7: **A,** curva carga-versus-deformação pode ser gerada para qualquer corpo elástico submetido experimentalmente a uma carga. **B,** A divisão dos valores de carga pela área da superfície e a deformação do comprimento original do gabarito produz uma curva tensão-deformação.

O osso cortical é pelo menos cinco vezes mais flexível do que o titânio. À medida que a magnitude do estresse aumenta, aumenta a diferença de rigidez relativa entre o osso e o titânio. À medida que a magnitude do stress diminui, a diferença de rigidez torna-se muito menor.

Restaurado, o osso viscoelástico pode permanecer em contato com titânio mais rígido de forma mais previsível quando o estresse é baixo. Em termos de cinemática de arco pleno, o clínico deve considerar que a mandíbula se flexiona em direção à linha média na abertura. Uma prótese e um sistema de suporte de implante que seja talhado de molar para molar deve proporcionar movimento similar para que a interface permaneça intacta. Após um determinado sistema de implante (ou seja, um biomaterial específico) ser selecionado, a única maneira de um operador controlar o esforço experimentado pelos tecidos é controlar a tensão aplicada ou alterar a densidade do osso ao redor do implante Fig. 7.8

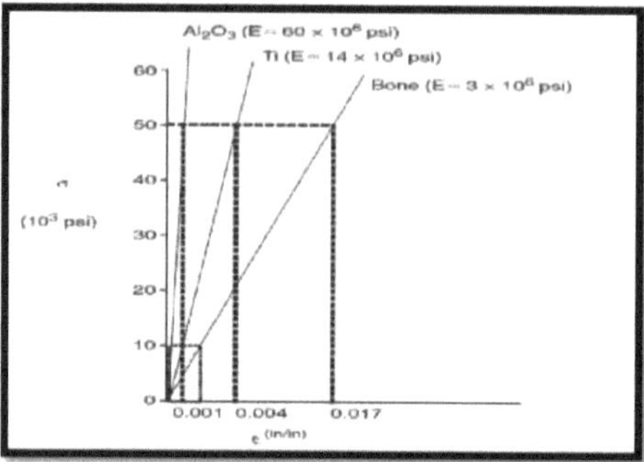

Fig 7.8: Após um determinado sistema de implantes ser selecionado, a única maneira de controlar a tensão (a) nos tecidos é controlar a tensão aplicada (e). Quanto maior a magnitude da tensão aplicada ao sistema, maior a diferença de tensão entre o material do implante e o osso.

Essa tensão (força/área) pode ser influenciada pelo desenho, tamanho, número do implante, angulação e restauração do implante. A macrogeometria do implante (isto é, a quantidade e orientação da área de superfície funcional disponível para dissipar cargas) tem uma forte influência sobre a natureza da transferência de força na interface tecido-implante. Os procedimentos cirúrgicos de enxerto podem aumentar a quantidade e a qualidade do osso e permitir a colocação de um implante maior com mais contíguo ao implante de interface. Ref

A tensão aplicada também é influenciada pela restauração, incluindo o tamanho de tabelas oclusais, quebradores de tensão, uso de sobredentadura versus prótese fixa e desenho de contato oclusal. Geralmente, quanto maior a magnitude da tensão aplicada a um sistema de implantes dentários, maior a diferença de tensão entre o material do implante e o osso. ref Nesses casos, é menos provável que o implante fique preso ao osso, e a probabilidade de crescimento de tecido fibroso na região interfacial para acomodar a gama de diferença torna-se maior.

A densidade do osso está relacionada não só com a força óssea mas também com o módulo de elasticidade (rigidez). Quanto mais rígido for o osso, mais rígido ele é; quanto mais mole o osso, mais flexível o osso. Portanto, a diferença de rigidez é menor para o titânio comercialmente puro (ou sua liga) e para a divisão 1 osso denso em comparação com o titânio e a divisão 4 osso mole. A diminuição da tensão no osso mais mole é mais importante por duas razões primárias; para reduzir as tensões teciduais resultantes da diferença de elasticidade e o osso mais mole apresenta uma menor resistência final. ref

A lei de Hooke é o nome dado à relação entre stress e tensão; na sua forma mais simples, a lei é descrita matematicamente como o seguinte:

$$o = E\ £$$

onde o é a tensão normal (pascal ou libras por polegada quadrada), E é o módulo de elasticidade (pascal ou libras por polegada quadrada), e £ é a tensão normal (unitless). Existe uma relação similar para a tensão de cisalhamento e deformação por cisalhamento, onde a constante de proporcionalidade é o módulo de rigidez (G) expresso pelo seguinte:

$$T = G\ y$$

onde т é a tensão de corte (pascal ou libras por polegada quadrada), G é o módulo de rigidez (pascal ou libras por polegada quadrada), e y é a tensão de corte (sem unidade).

O desenho do corpo do implante transmite a carga oclusal para o osso. Os implantes dentários roscados ou com barbatanas transmitem uma combinação dos três tipos de força na interface sob a acção de uma única carga oclusal. Esta conversão de uma única força em três tipos diferentes de força é completamente controlada pela geometria do implante. ref A prevalência de forças de tracção ou cisalhamento potencialmente perigosas em implantes roscados ou alhetados pode ser controlada de forma óptima através de um desenho de engenharia cuidadoso. Os implantes cilíndricos, em particular, correm o maior risco de cargas de cisalhamento prejudiciais na interface implante-tecido sob uma carga oclusal dirigida ao longo do longo eixo do corpo do implante. Como consequência, os implantes cilíndricos requerem um revestimento para gerir a tensão de corte na interface através de uma fixação óssea mais uniforme ao longo do comprimento do implante. A perda óssea adjacente aos implantes cilíndricos e/ou a degeneração do revestimento resulta num implante mecanicamente comprometido. A carga off set na restauração de um único dente ou de múltiplos pilares resulta em cargas de momento (flexão). Como resultado, é frequentemente encontrado um aumento nos componentes de força de tracção e de cisalhamento. As forças compressivas devem ser tipicamente dominantes na oclusão protética do implante.

7.3.4 Cargas de Impacto

Quando dois corpos colidem em um pequeno intervalo de tempo (frações de segundo), grandes forças de reação se desenvolvem. Tal colisão é descrita como impacto.

Em sistemas de implantes dentários sujeitos a cargas oclusais de implantes, podem ocorrer deformações na restauração protética, no próprio implante e nos tecidos interfaciais contíguos. A natureza da rigidez relativa desses componentes no sistema geral de implantes controla em grande parte a resposta do sistema à carga de impacto. Quanto maior for a carga de impacto, maior é o risco de falha do implante e da ponte e de fractura óssea. ref

Os implantes rigidamente fixados geram uma maior força de impacto interfacial com oclusão do que os dentes naturais, que possuem um ligamento periodontal. As próteses de tecido mole têm a menor força de impacto porque os tecidos gengivais são resilientes. A fratura do material oclusal é uma complicação significativa das próteses fixas sobre os dentes naturais. A incidência de fratura do material oclusal é maior nos implantes e pode chegar a 30%.

Vários métodos têm sido propostos para abordar a questão da redução das cargas de implantes.

Tem sido sugerida a necessidade de usar dentes acrílicos juntamente com acessórios osteointegrados parcialmente para mitigar cargas de alto impacto que podem danificar os tecidos ósseos adjacentes ao implante (**Skalak, 1983**).

(**Misch e Bidez, 1994**) propôs que uma interface tecido-implante fibroso proporcione uma absorção de choque fisiológico de forma semelhante à exibida por um ligamento periodontal funcional. Pelo menos um desenho de implante tentou incorporar a capacidade de absorção de choque no próprio desenho através do uso de um "elemento intramóvel" de menor rigidez em comparação com o resto do implante.

(**Misch et al;2001**) defendem uma restauração provisória em acrílico com carga oclusal progressiva para melhorar a interface osso-implante antes da restauração final, design oclusal e cargas mastigatórias serem distribuídas para o sistema. Existem apenas dados limitados sobre as forças de impacto na dentição natural e no trabalho de pontes suportadas por dentes.

7.3.5   Forçar mecanismos de entrega e falha:

A maneira pela qual as forças são aplicadas para implantar a restauração dentro do ambiente oral dita a probabilidade de falha do sistema. A duração de uma força pode afectar o resultado final de um sistema de implantes. Forças de magnitude relativamente baixa, aplicadas repetitivamente durante um longo período de tempo, podem resultar na falha por fadiga de um implante e/ou prótese. A concentração de tensão e a falha final podem desenvolver-se se a área da secção transversal for insuficiente para dissipar adequadamente as forças de grandeza elevada. Se uma força for aplicada a alguma distância de um elo fraco de um implante ou prótese, a flexão ou falha de torção pode resultar de cargas de momento.

i.

ii.   **7.3.6 Cargas momentâneas:**

O momento de uma força sobre um ponto tende a produzir rotação ou flexão sobre esse ponto. O momento é definido como um vetor cuja magnitude é igual ao produto da magnitude da força multiplicada pela distância perpendicular do ponto de interesse até a linha de ação da força. Esta carga de momento imposto é também referida como carga de torque ou torção e pode ser bastante destrutiva no que diz respeito ao sistema de implantes. REF Os binários ou momentos de flexão impostos aos implantes como consequência de pontes ou secções de barras excessivamente longas podem resultar na ruptura da interface, reabsorção óssea, afrouxamento do parafuso protético e ou fracturas da barra/ponte.

i ii.

i v.

v. 7.3.7 Perda dos braços do momento clínico e da cristais óssea:

Um total de seis momentos pode desenvolver-se sobre os três eixos de coordenadas clínicas. Esses momentos induzem microrotações e concentrações de tensão na crista do rebordo alveolar na interface implante a tecido, que invariavelmente levam à perda óssea da crista. REF

Existem três "braços de momento clínico" na odontologia de implantes; altura oclusal, comprimento do cantilever e largura oclusal Fig (7.9) A minimização de cada um desses momentos é necessária para evitar restauração não retida, fratura de componentes, perda óssea da crista e /ou falha completa do sistema de implantes.

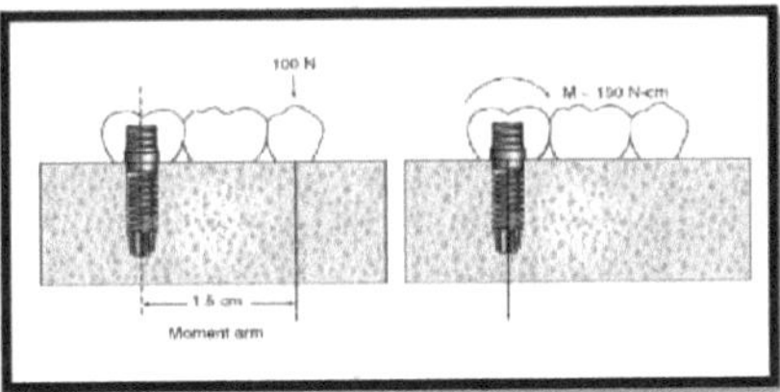

Fig 7.9: O momento de uma força é definido como um vetor(M), cuja magnitude é igual ao produto da magnitude da força multiplicada pela distância perpendicular (braço do momento) desde o ponto de interesse até a linha de ação da força.

7.4 Altura Oclusal Momento braço

A altura oclusal serve como braço de momento para componentes de força dirigidos ao longo do eixo faciolingual: contatos de trabalho ou de equilíbrio, impulso da língua, carga passiva pela bochecha e musculatura da língua, assim como componentes de força dirigidos ao longo do eixo mesiodistal. O planejamento do tratamento deve levar em conta este ambiente biomecânico inicial comprometido Fig. (7.10)

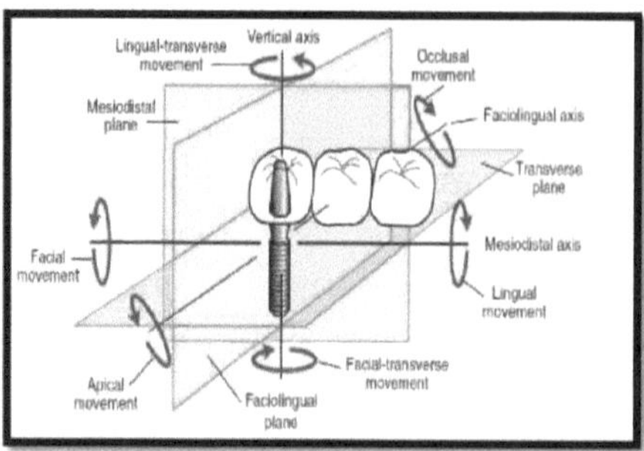

Fig 7.10 As cargas momentâneas tendem a induzir rotações em três planos. As rotações no sentido horário e anti-horário nestes três planos resultam em seis momentos: lingual-transversal, facial-transversal, oclusal, apical, facial e lingual.

7.5 Braço de momento cantilever de comprimento

Grandes momentos podem desenvolver-se a partir de componentes de força de eixo vertical em ambiente protético concebido com extensões de cantilever ou cargas offset a partir de implantes rigidamente fixados. Um componente de força lingual também pode induzir um momento de torção sobre o colo do implante se aplicado através de um comprimento de cantilever (Fig. 7.10).

As próteses cantilever ligadas a implantes estriados resultam em reacções de carga complexas. Na sua forma mais simples, uma ação de alavanca classe I pode ser expressa. Os princípios relativos às forças de alavanca classe I aplicam-se às cargas de cantilever com implantes anteriores estriados colocados sobre uma curva com próteses distal estendida.REF

O protocolo protético da Nobel Biocare utiliza quatro a seis implantes anteriores colocados em frente ao forame mental ou seios maxilares e utiliza uma prótese fixa de arcada completa com segmentos cantileverizados (**Carter e Caler,1985**) (**Carter e Caler,1983**). Os comprimentos específicos dos cantileveres não são indicados, embora dois a três pré-molares sejam recomendados. O comprimento do cantilever é sugerido para ser reduzido quando quatro em vez de seis implantes são usados para suportar a restauração (**Gray e Korbacher,1981**) ou quando os implantes estão no osso mais mole da maxila (**Schaffler et al;1995**).

Uma linha é traçada a partir da distal de cada implante posterior. A distância para o centro do implante mais anterior é chamada de *distância anteroposterior* (propagação A-P) (**Pattin,1996**). Quanto maior for a distância A-P entre o centro do implante ou implantes mais anteriores e o aspecto mais distal dos implantes posteriores, menor é a carga resultante sobre o sistema de implantes das forças cantileveres, devido ao efeito estabilizador da distância A-P.

De acordo com (**Misch,1994**) a quantidade de tensão aplicada ao sistema determina o comprimento deste cantiléver distal. Como a tensão é igual à força dividida por área, ambos os aspectos devem ser considerados. A magnitude e a direção da força são determinadas pela parafunção, altura da coroa, dinâmica mastigatória, sexo, idade e localização do arco.

A área da superfície funcional é determinada pelo número de implantes, largura, comprimento, desenho e densidade óssea, o que determina a área de contacto e a força óssea. Experiências clínicas sugerem que o cantilever distal não deve se estender 2,5 vezes a extensão A-P em condições ideais.

Um dos maiores determinantes para o comprimento do cantilever é a magnitude da força.

Os pacientes com bruxismo grave não devem ser submetidos à restauração com qualquer cantilever, independentemente de outros fatores. A forma de um arco quadrado envolve pequenos A-P espalhamentos entre os implantes estriados e deve ter cantilevers de menor comprimento. Uma forma de arco cônico tem a maior distância entre os implantes anteriores e posteriores e pode ter o desenho de cantilever mais longo. A maxila tem osso menos denso do que a mandíbula e, mais frequentemente, tem um cantilever anterior com a prótese.

Como resultado, podem ser necessários mais implantes distais na maxila para aumentar a extensão A-P para o cantilever anterior ou posterior do que na mandíbula Fig. (7.11) e pode ser necessário aumentar a sinusite para permitir a colocação posterior do implante.

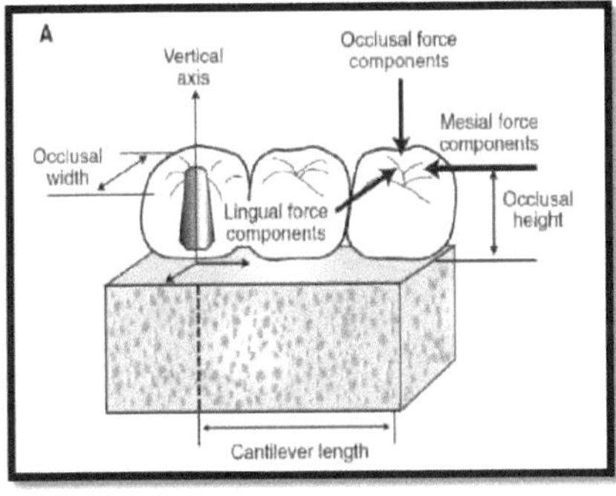

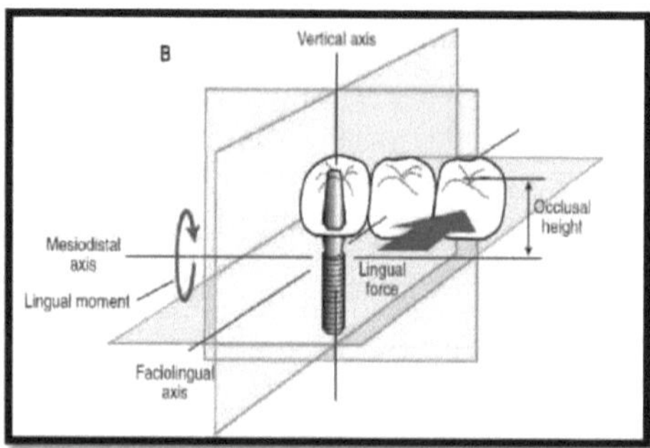

Fig 7.11: Três braços de momento clínico contribuem para cargas de torção (momento) nos implantes dentários: altura oclusal, largura oclusal e comprimento do cantilever. **B, a** altura oclusal serve como braço de momento para componentes de força dirigidos ao longo do eixo faciolingual e componentes de força dirigidos ao longo do eixo mesiodistal.

7.6   Largura oclusal do braço do momento

Tabelas oclusais largas aumentam o braço de momento para qualquer carga oclusal offset. Estreitar as tabelas oclusais e/ou ajustar a oclusão para proporcionar contatos mais cêntricos pode reduzir significativamente a inclinação da língua faciolingual.

Em resumo, um ciclo destrutivo vicioso pode se desenvolver com cargas de momento e resultar em perda óssea crestal. À medida que se desenvolve a perda óssea da crista, a altura oclusal aumenta automaticamente. Com um braço de altura oclusal aumentada, a microrotação da faciolingual aumenta e causa ainda mais perda de osso da crista. A menos que o osso aumente em densidade e força, o ciclo continua em espiral em direção à falha do implante se o ambiente biomecânico não for corrigido FIG(7.11)

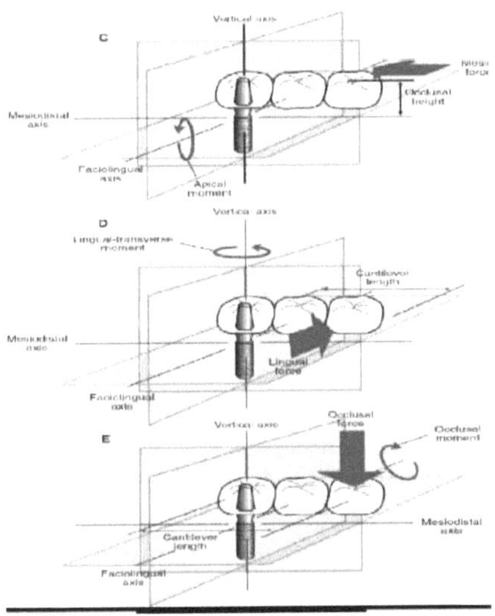

FIG 7.12 O componente de força lingüística também pode induzir momento de torção sobre o colo do implante se aplicado através do comprimento do cantilever. **E, o** momento de força ao longo do eixo vertical não é afectado pela altura oclusal porque o seu braço de momento efectivo é zero se posicionado centralmente.

7.7 Fadiga Falha

A falha por fadiga é caracterizada por condições de carga dinâmicas e cíclicas. Quatro fatores de fadiga influenciam significativamente a probabilidade de falha por fadiga na odontologia de implantes: biomaterial, macrogeometria, magnitude da força e número de ciclos.

O comportamento de fadiga dos biomateriais é caracterizado graficamente no que é referido como uma curva S-N (um gráfico de tensão aplicada versus número de ciclos de carga) FIG(7.12)

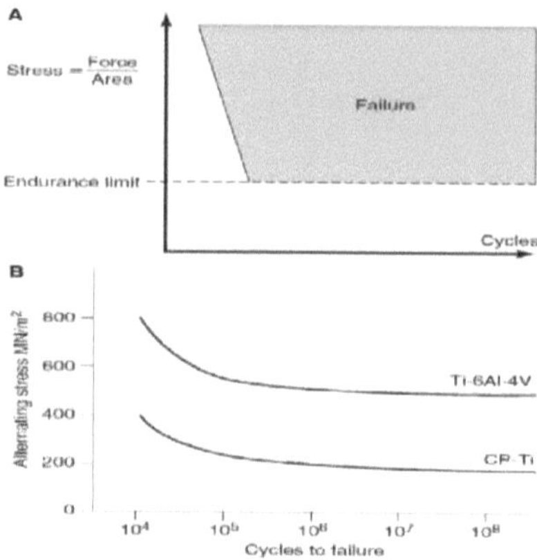

Fig 7.12 O comportamento de fadiga dos biomateriais é caracterizado por um gráfico de tensão aplicada versus número de ciclos de carga, uma curva S-N. **B,** Endurance limit define o nível de tensão abaixo do qual um biomaterial de implante pode ser carregado indefinidamente sem falha. A liga de titânio é duas a quatro vezes mais forte em condições de fadiga do que o titânio comercialmente puro.

Se um implante é submetido a uma tensão extremamente elevada, então apenas alguns ciclos de carga podem ser tolerados antes que ocorra a fractura. Alternativamente, um número infinito de ciclos de carga pode ser mantido com baixos níveis de tensão. O nível de tensão abaixo do qual um biomaterial do implante pode ser carregado indefinidamente é referido como o seu *limite de resistência. REF*

A geometria de um implante influencia o grau de resistência à flexão e às cargas de torção e, em última análise, à fratura por fadiga. Os implantes raramente, ou nunca, exibem fratura por fadiga sob cargas compressivas axiais. REF

(Fleck e Eifler,1994) relataram fraturas de fadiga dos implantes dentários Branemark causadas por cargas vestibulolingual cíclicas (carga lateral) em uma área de fraca resistência à flexão dentro do fixador (ou seja, momento de inércia reduzido). A fratura do corpo do implante ocorreu em três dos pacientes estudados e a fratura dos parafusos do pilar do implante Branemark ocorreu em menos de três pacientes.

Quinze fraturas de dentes acrílicos ou compósitos ocorreram em 10 a 20 das próteses fixas suportadas por implantes durante 1 ano **(Keaveny et al;1999)(Vonrecuum,1986)(Ogus,1951)**.

A geometria também inclui a espessura do metal ou do implante. A fratura por fadiga está relacionada com a quarta potência da diferença de espessura. Um material duas vezes mais espesso na espessura da parede é aproximadamente 16 vezes mais forte. Mesmo pequenas alterações na espessura podem resultar em diferenças significativas. Muitas vezes o elo fraco num desenho do corpo do implante é afectado pela diferença no diâmetro interno e externo do parafuso e no espaço do parafuso do pilar no implante (**Plenk e Zitter,1996**).

Na medida em que uma carga aplicada (stress) pode ser reduzida, a probabilidade de falha por fadiga é reduzida. Como descrito anteriormente, a magnitude das cargas sobre os implantes dentários pode ser reduzida pela consideração cuidadosa da posição da arcada (ou seja, cargas mais elevadas na parte posterior em comparação com a mandíbula anterior e maxila), eliminação das cargas de momento e aumento da área de superfície disponível para resistir a uma carga aplicada (ou seja, otimizar a geometria da área funcional, ou aumentar o número de implantes utilizados).

Finalmente, a falha por fadiga é reduzida na medida em que o número de ciclos de carga é reduzido. Assim, estratégias agressivas para eliminar os hábitos parafuncionais e reduzir os contatos oclusais servem para proteger contra a falha por fadiga.

7.8 Momento de Inércia

O momento de inércia é uma propriedade importante do desenho de implantes cilíndricos devido à sua importância na análise de flexão e torção. A tensão de flexão em um cilindro é dada pela seguinte equação:

o = MY/I

onde M é o momento (newton-centimetros), Y é a distância do eixo neutro de flexão (centimetros), e I é o momento de inércia (centimetros até a quarta potência). ref

Os implantes em forma de raiz têm geometrias de secção transversal variável. O implante em forma de raiz pode ser modelado como um círculo oco porque existe um canal no corpo do implante para permitir o encaixe do parafuso do pilar. Na região distal (apical) de um implante em forma de raiz, a geometria da secção transversal pode representar mais de perto um círculo sólido. Em alguns desenhos, as aberturas que penetram transversalmente através da geometria da secção transversal podem interromper a geometria apical. A tensão de flexão (e a probabilidade de fratura de flexão) diminui com o aumento do momento de inércia.

7.9 Efeitos biológicos da localização e magnitude da força aplicada:

Existem vários factores que afectam a magnitudes da força no osso peri-implantar. Os fatores que influenciam a distribuição da carga sobre os implantes são:

1. Geometria, número, comprimento, diâmetro e angulação do implante
2. Localização do(s) implante(s) no arco

3. Tipo e geometria da prótese
4. Material de prótese
5. Ajuste da superestrutura
6. Localização, magnitude e direção das forças oclusais aplicadas sobre a prótese
7. Condição do arco oposto (prótese versus dentição natural)
8. Deformação mandibular
9. Densidade óssea
10. Idade e sexo do paciente
11. Rigidez dos alimentos

A aplicação de uma carga externa sobre uma prótese suportada por implantes induz tensões em todo o sistema portador de carga e reacções de tensão no osso de suporte que são iguais em magnitude mas em direcção oposta. Observa-se que as forças oclusais são aplicadas em locais diferentes e frequentemente numa direcção que cria um braço de alavanca, o que provoca forças de reacção e momentos de flexão no osso. O momento de flexão é a força multiplicada pela distância entre a linha de direção da força e o suporte contra-atuante. Assim, quanto maior for a distância, maior será o momento de flexão . ref

As falhas de cicatrização do implante podem resultar do micromovimento do implante devido a demasiadas tensões. A perda óssea precoce da crista pode estar relacionada com condições de sobrecarga oclusal. Próteses ou parafusos de pilar podem soltar-se por flexão ou forças de momento. A falha da prótese pode resultar de tudo o que foi dito ou da resistência à fractura por flexão.

Portanto, é imperativo estabelecer o equilíbrio entre as forças atuantes e as forças contra-atuantes. Em geral, é evidente que as magnitudes da força em torno dos implantes afectam as reacções ósseas.ref

Além disso, a manifestação de cargas biomecânicas nos implantes dentários (momentos, stress e tensão) controla a saúde a longo prazo da interface osso-implante. O conhecimento dos princípios biomecânicos básicos é, portanto, necessário para o dentista.

TIPO DE PRÓTESE

Sobrecarga oclusal nos componentes protéticos

Fracturas e Complicações por Fadiga

A fonte mais comum de tensão biomecânica para um sistema de implantes ocorre durante a função oclusal. A maioria das complicações biomecânicas não ocorre como resultado de um único evento de força, tal como um acidente de carro. Em vez disso, elas ocorrem ao longo do tempo.

Os materiais seguem uma curva de fadiga, que está relacionada com o número de ciclos e a intensidade da força **(Laing et al., 1988)** Há uma força tão grande que um ciclo causa uma fratura (por exemplo, um martelo batendo em uma janela de vidro). Entretanto, se uma força menor atingir repetidamente um objeto (e for maior do que o limite de resistência), ele ainda assim se fraturará.

As complicações mais comuns dos implantes e próteses estão relacionadas com condições biomecânicas relacionadas com a fadiga **(Fontana et al., 1967).**

Próteses e Fracturas de Componentes

• Numa análise retrospectiva de 2009, realizada por **Kinsel e Lin**, das falhas de porcelana de coroas metálicas cerâmicas e próteses parciais fixas suportadas por implantes, as fracturas de porcelana variaram entre 0% e 53% dos pacientes e estiveram directamente relacionadas com factores de força **(Misch, 1994)** (Figura 8-20). Por exemplo, enquanto 35% dos pacientes com bruxismo (e 19% das coroas dos implantes) sofreram fraturas de porcelana com próteses suportadas por implantes, 17% dos pacientes sem bruxismo tiveram pelo menos uma fratura de porcelana das unidades de porcelana fraturada.

• Quando as próteses de implante se opuseram a uma prótese, não foi observada nenhuma fratura. Quando as próteses de implantes se opuseram, 16% das unidades dentárias sofreram uma fractura de porcelana.

As maiores forças no sistema de implantes (incluindo a porcelana oclusal) estavam relacionadas a um aumento dramático das complicações biomecânicas. Note-se que a incidência de fratura da porcelana, mesmo em pacientes sem condições de maior força, é maior do que a observada com os dentes naturais.

• As sobredentaduras dos implantes têm problemas de fratura ou complicação de fixação (30%); as próteses removíveis podem fraturar (12%); e nas próteses fixas suportadas por implantes, as lâminas de resina acrílica podem fraturar (22%).

• Também foram relatadas fraturas de estruturas metálicas em uma média de 3% das próteses fixas completas e restaurações por sobredentadura podem fraturar com um intervalo de 0% a 27%.

• A fratura do parafuso de prótese também tem sido observada tanto em próteses fixas parciais como completas, com uma incidência média de 4% e uma variação de 0% a 19% **(Williams et al., 1977).**

Os parafusos de pilar são geralmente maiores em diâmetro e, portanto, fraturam com menos freqüência, com uma incidência média de 2% e uma variação de 0,2% a 8%.

• A fratura do corpo do implante tem a menor incidência deste tipo de complicação, com uma ocorrência de 1%. Esta condição é relatada com maior frequência em próteses fixas de longa duração. Por exemplo, em um relatório de 15 anos, a fratura do corpo do implante foi a condição mais comum que levou à falha do sistema de implantes **(Currey et al., 1984).**

• Próteses não cimentadas são a terceira causa mais comum de falha de próteses fixas em dentes naturais **(Roberts et al., 1991)** Esta condição é mais comum com pilares de implantes porque são mais rígidos e forças mais elevadas são transmitidas para a interface de cimento.

Afrouxamento dos parafusos

• O afrouxamento do parafuso do pilar foi detectado numa média geral de 6% de próteses de implantes ((**Roberts et al., 1992)**

• As coroas de um dente exibiram a maior taxa de afrouxamento de parafusos de pilar e, nos primeiros desenhos e conceitos de parafusos, a média foi de 25%. Estudos recentes indicam que esta proporção foi reduzida em coroas unitárias para uma média geral de 8%, com próteses fixas de múltiplas unidades a uma média de 5% e overdentures de implantes a 3%.

O afrouxamento dos parafusos pode causar complicações consideráveis.

• Um parafuso solto pode contribuir para a perda óssea da crista porque as bactérias são capazes de abrigar na interface aberta. Quando um parafuso de pilar se solta numa coroa cimentada, pode ser necessário cortar a coroa do pilar para ter acesso ao parafuso de pilar.

• Quanto maior for a tensão aplicada às próteses (dente único vs. overdentures), maior será o risco de afrouxamento do parafuso do pilar.

• Os cantilevers aumentam o risco de afrouxamento dos parafusos porque aumentam as forças para o sistema de implantes em relação directa com o comprimento do cantilever. [58] Quanto maior a altura da coroa fixada ao pilar, maior a força aplicada ao parafuso e maior o risco de afrouxamento do parafuso (ou fratura) **(Amid et al., 2013)**

• A altura ou profundidade de um componente anti-rotacional do corpo do implante também pode afectar a quantidade de força aplicada ao parafuso do pilar. Quanto maior (ou mais profunda) a altura hexagonal, menor a tensão aplicada ao parafuso e menor o risco correspondente de afrouxamento do parafuso do pilar **(Amid et al., 2013).**

•   A dimensão da plataforma sobre a qual o pilar está assentado é ainda mais importante do que a dimensão da altura hexagonal. Os implantes de maior diâmetro, com dimensões de plataforma maiores, reduzem as forças aplicadas a um parafuso de pilar e alteram o arco de deslocamento do pilar no módulo da crista.

Um relatório de **Cho et al.**, o afrouxamento do parafuso do pilar durante um período de 3 anos foi de quase 15% para o diâmetro do implante de 4 mm, mas menos de 6% para o diâmetro do implante de 5 mm. [57] Portanto, métodos para diminuir a tensão no parafuso do pilar podem ser usados para diminuir a incidência de complicações relacionadas com o afrouxamento do parafuso.

Como consequência destas complicações biomecânicas, a avaliação, diagnóstico e modificação dos planos de tratamento relacionados com as condições de stress são de considerável importância. Portanto, após o dentista de implantes ter identificado as fontes de força adicional no sistema de implantes, o plano de tratamento é alterado na tentativa de minimizar o seu impacto negativo sobre a longevidade do implante, osso e restauração final.

Distribuição de Força em Próteses Suportadas por Múltiplos-Implantes
A distribuição de força com próteses suportadas por múltiplos implantes é completamente diferente da distribuição com dentes naturais.

A força oclusal no primeiro pré-molar, como mostrado anteriormente, produz uma linha de força resultante semelhante, com inclinação lingüística. No entanto, o osso da crista naquele dente absorve o peso da força. Quando a força de impacto oclusal é exercida sobre o dente médio da prótese suportada por implantes, semelhante a uma tala dentária natural, a linha resultante de força com inclinação lingual distribui a maior parte da força para a crista do osso alveolar do implante médio, com pouca distribuição para os locais adjacentes do implante.

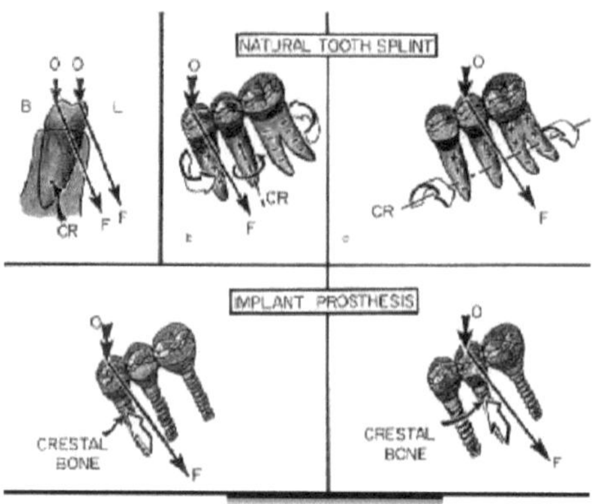

Fig.: Comparação da distribuição de força com uma tala de dente natural em comparação com uma prótese implanto-suportada. F = linha de força resultante; CR = centro de rotação; O = força oclusal.

Micromovimento e Distribuição de Força.

O mesmo princípio é aplicado às próteses suportadas por múltiplos implantes que são aplicadas a um único implante; nomeadamente, na ausência do micromovimento proporcionado pelo ligamento periodontal, não há uma distribuição eficaz da força a múltiplos implantes na mesma prótese. Isto porque a prótese é rígida (rígida) e os implantes e osso têm apenas movimento em micron, o que não é suficientemente grande para distribuir eficazmente a força por todos os implantes. Contudo, a transmissão da força de fixação múltipla pode ocorrer devido à deformação dos parafusos de retenção e à possível sobrecarga causada pelo mau ajuste da interface entre a prótese e os pilares **(Orsini et al., 2012)**.

Deformação do Parafuso de Retenção e Distribuição de Tensão.

Devido ao seu tamanho reduzido e composição metalúrgica, os parafusos de fixação da prótese e do pilar permitem maior deflexão (flexibilidade) do que outros membros do sistema ósseo-investido de fixação total da prótese. Qualquer transmissão de força que ocorra entre implantes múltiplos encontra sua origem na deformação (flexibilidade) dos parafusos de retenção **(Hermann et al., 2007)**. **Rangert et al.** descobriram que a deformação do parafuso de retenção permitiu uma depressão vertical de 100-pm (0,1-mm) de um dente natural que foi estriado em um modelo experimental. É discutível se 100-pm de movimento vertical é suficiente para distribuir uma força clinicamente significativa para o ligamento periodontal. Certamente 100 pm de movimento lateral não são suficientes para distribuir a força para o ligamento periodontal, pois o movimento dentário "normal" está na faixa de 0,5mm (previamente definido neste texto como micromovimento, que distribui a tensão).

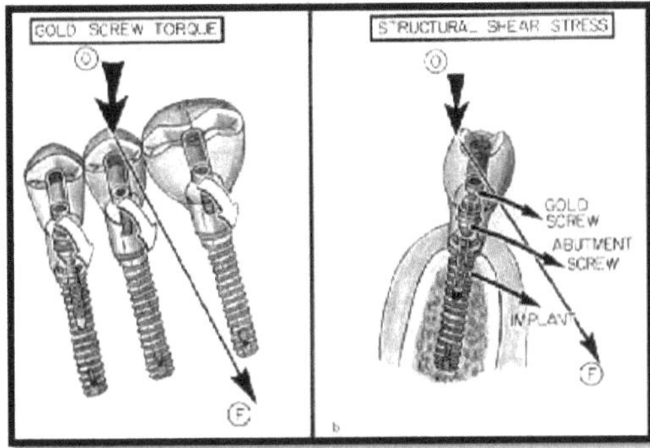

Fig.: O micromovimento do parafuso de ouro permite a distribuição da força *(esquerda)*. *A* força lateral produz tensão de cisalhamento estrutural em todos os componentes *(direita)*. O = força oclusal; F = linha de força resultante.

Módulo de Elasticidade dos Parafusos de Retenção de Ouro

Os parafusos de retenção de ouro não são rígidos. Isto pode ser demonstrado através do aparafusamento de uma fundição rígida de cerâmica de metal multi-implante com diferentes padrões de aperto do parafuso de ouro. As mudanças ocorrem na interface de cobertura do pilar/ouro não porque o material rígido de cerâmica metálica se flexiona, mas porque os parafusos de ouro podem se alongar. Os parafusos de ouro são, portanto, a parte mais "flexível" do sistema e permitem um micromovimento suficiente para distribuir a força (para as fixações). No entanto, como demonstrado por Rangert et al, a magnitude da deflexão dos parafusos de retenção (pilar e parafusos de ouro) está na extremidade inferior extrema da gama de micromovimentos, aqui definida como 0,1 a 0,5 mm. Enquanto se aguarda a análise tridimensional de elementos finitos de próteses suportadas por múltiplos fixadores, desconhece-se em que faixa de deflexão micron a transmissão de força será efetivamente transmitida a todos os fixadores.

Distribuição da Força Resultante

Se uma força oclusal for aplicada à inclinação vestibular do dente médio de uma prótese suportada por múltiplos planos, será gerada uma linha de força resultante lingual. O grau de distribuição da força para os implantes adjacentes depende da relativa elasticidade dos parafusos de ouro e do ajuste da interface de todos os componentes do sistema.

Durante um período de tempo, mais força será distribuída pelos implantes adjacentes (setas) devido ao micromovimento dos parafusos de ouro. Para evitar fraturas não detectadas dos parafusos de ouro causadas pela fadiga do metal, com possível sobrecarga dos implantes restantes, é aconselhável substituir os parafusos de ouro durante a vida útil da restauração. As próteses cantilever ou pilares angulados colocam maior tensão nos parafusos de ouro e nos pilares de titânio mais rígidos.

Sheer Stress:Uma força oclusal que resulta em uma linha de força bucal ou lingual cria força de corte no parafuso de retenção de ouro, no parafuso de pilar de titânio e na porção superior do próprio implante (setas). Para evitar afrouxamento e/ou quebra, uma série de fatores são significativos:

(1) inclinação da área de impacto (inclinações das cúspides);

(2) distância vertical do impacto oclusal ao implante e ao pilar;

(3) localização da área de impacto lateral ao eixo do implante; e

(4) a inclinação do implante em relação à linha de força gerada pela área de impacto (oclusão).

Mecanismo de distribuição de força de interface

O parafuso de retenção de ouro deve ser apertado o suficiente (10 Ncm) para pré-carregar a interface entre a prótese (cilindro de ouro) e o pilar. Desde que a aplicação da força não exceda o valor de pré-carga da interface do pilar, a interface suporta a carga Assim, a pré-carga da interface pilar-prótese limita eficazmente a força de corte no parafuso de fixação. Se o valor da pré-carga for excedido, a interface começará a abrir à medida que o parafuso de ouro deforma e suporta uma carga crescente até a fratura. Neste caso a carga é então deslocada para os restantes dispositivos com a possibilidade de sobrecarga (**Steigenga et al., 2003**)

Aperto de Parafusos de Ouro

Se o parafuso dourado não for suficientemente apertado, é necessária menos força oclusal para separar a interface, o que pode carregar directamente o parafuso dourado. O parafuso dourado pode ser distorcido ou quebrar devido a uma pré-carga insuficiente e/ou mau encaixe da interface. O aperto excessivo pode desnudar as roscas e deformar o parafuso de ouro.

O Efeito do Ajuste da Interface Pára-Prótese Pobre Ajuste da Interface Pá-Prótese Pobre pode colocar mais tensão de cisalhamento no parafuso de retenção de ouro do que aquele que foi projetado para suportar. Quando o ajuste da interface é defeituoso, a linha resultante da força oclusal não é resistida de forma ideal pela interface abutment-prosthesis. Embora alguma força seja distribuída ao pilar no ponto de contato, a força de cisalhamento excessiva é exercida diretamente sobre o parafuso de ouro.

Prótese Multi-Implant-Suportada

Como foi dito anteriormente, o mau ajuste da interface leva a uma alta incidência de fadiga do metal do parafuso de ouro e eventual falha. Em restaurações de um único dente, afrouxamento e falha do parafuso de ouro tornam-se clinicamente óbvios. No entanto, em próteses suportadas por múltiplos implantes, o mau ajuste da interface e a subsequente falha do parafuso de retenção de ouro deslocam a carga oclusal para aqueles locais onde há um bom ajuste da interface pré-carregada. Como resultado, os implantes restantes podem estar sujeitos a uma sobrecarga oclusal. Isto é particularmente crítico se a falha do parafuso de retenção de ouro ocorrer em um pilar distal. É criado um braço de alavanca que coloca maior carga sobre a configuração de fixador-abutente-prótese adjacente.

Parafuso de Pilar de Titânio

Os parafusos de titânio são mais fortes que os parafusos de retenção de ouro (cilindro). Portanto, a fadiga do metal normalmente produzirá uma falha do parafuso de ouro antes que o parafuso do pilar de titânio seja afetado.

Pilar de Dente Único

O mau ajuste da interface geralmente causa afrouxamento ou fratura do parafuso de retenção e falha contínua. Quando uma restauração tipo pilar UCLA é necessária, devem ser utilizados cilindros pré-fabricados em vez de mangas plásticas de enceramento, que são sensíveis à técnica de encaixe.

Vários fatores podem reduzir a tensão de corte nos parafusos de retenção:

(1)   redução da inclinação da área de impacto

(2)   estreitamento da tabela oclusal, e/ou movimentação da área de contato oclusal mais de acordo com a localização do implante

(3)   melhor orientação de implantes com o uso de tomografia computadorizada e guias cirúrgicas e

(4)   alteração da área de impacto para restaurações dentárias maxilares anteriores unitárias **(Geng et al., 2004)**

Força Componente Vertical

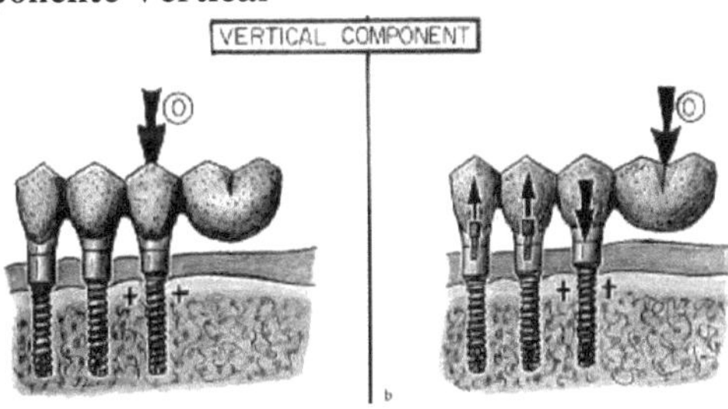

Fig.: A localização da força vertical altera a distribuição da força para os implantes. O = força de componente vertical.

Se o implante for cilíndrico, a força é concentrada no ápice; se tiver uma configuração de parafuso, a força é concentrada nas bordas externas das roscas do parafuso **(Negri et al., 2014) A** força do componente vertical no cantilever, no entanto, tenderá a ter força apicalmente dirigida sobre o implante distal (distribuído como acima) e força oclusal dirigida sobre a prótese anterior a ele. Esta distribuição de força é criada pelo micromovimento entre a prótese, pilares e implantes resultante do alongamento do parafuso de retenção e não do movimento do implante no osso.

Prótese Combinada Usando Implantes e Dentes Naturais
Considerações clínicas

A maioria dos clínicos concorda que, sempre que possível, as próteses suportadas por implantes devem ser de pé livre. Os procedimentos de montagem são simplificados e a grande diferença na mobilidade diferencial complica o diagnóstico.

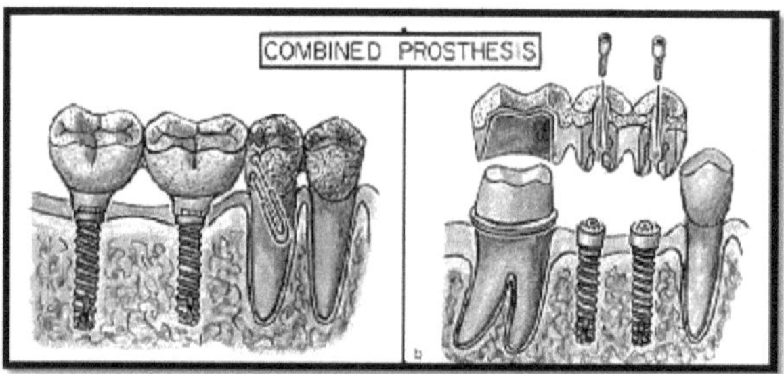

Fig.: Uma fixação interna com um pino em U pode impedir a separação vertical (*esquerda*). Uma cobertura telescópica pode ser usada para combinar dentes naturais com uma prótese fixa e recuperável suportada por um implante.

No entanto, no desenho combinado de próteses, a intrusão natural dos dentes tende a separar verticalmente os acessórios internos e/ou as capas telescópicas. As forças laterais posteriores de trabalho e a orientação incisal anterior tendem a produzir forças resultantes da inclinação vestibular no arco maxilar (**Fuh et al., 2013**) que podem produzir a separação horizontal das próteses. Os dentes superiores naturais estriados podem se afastar vestibularmente das próteses adjacentes suportadas por implantes livres. Diminuição da orientação incisal e da inclinação da cúspide posterior, e uma óptima oclusão vestibulolingual

O arranjo pode efetivamente reduzir este perigo.

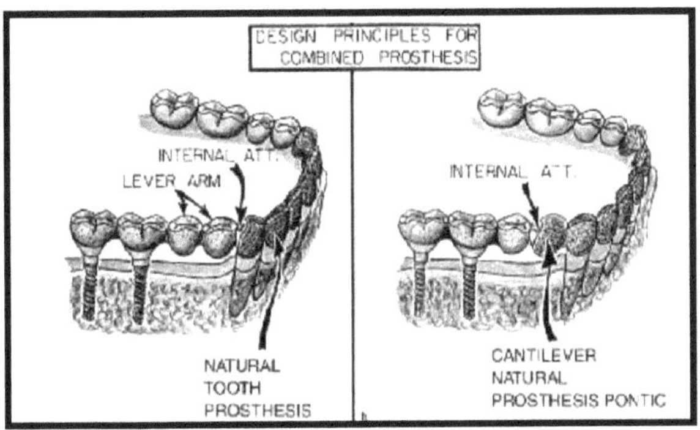

Fig.: Um braço de alavanca longo é produzido quando uma prótese suportada por implantes é cantilever para uma prótese dentária natural *(esquerda)*. É criado menos torque se os cantilevers forem estendidos a partir de ambas as próteses e unidos com uma fixação interna *(direita)*.

Na mandíbula, as linhas de força resultantes são geralmente dirigidas lingualmente e têm menos tendência a separar as próteses componentes horizontalmente.(**Choi et al., 2005**)

No entanto, a combinação de próteses implanto-suportadas e dentárias pode ser clinicamente necessária, o que requer uma avaliação diagnóstica devido à grande diferença na mobilidade diferencial. Também devem ser utilizados métodos para evitar a separação. Quando se combina uma prótese fixa recuperável suportada por implantes com dentes naturais, podem ser utilizados acessórios internos ou coifas telescópicas.

Anexos Internos

Como a prótese implanto-suportada é fixa e recuperável, a porção feminina do acessório está localizada na coroa natural do dente.

No entanto, os dentes naturais podem ser intrudidos verticalmente nas tomadas, deixando a porção masculina da extrusão oclusal conectada.

Para evitar isso, um pino em forma de U pode ser adicionado ao acessório interno.

Fixação de pinos em forma de U

Um pino em forma de U (Selle R, CDT, So-Mar Dental Studies, Jamaica, NY; comunicação pessoal, 19XX) pode ser colocado através da interface entre a conexão interna masculina e feminina (a partir do aspecto lingual).

São necessários procedimentos laboratoriais especiais para semiprecisão ou acessórios de precisão. Como a relação macho e fêmea é tão precisa, sugere-se que o pino em forma de U esteja no lugar durante a cimentação.

Cópias Telescópicas

Uma técnica alternativa para combinar dentes naturais e próteses implanto-suportadas utiliza coifas de subestrutura que são permanentemente cimentadas aos dentes naturais. As coifas telescópicas de superestrutura sobre os dentes naturais são fixadas às próteses implanto-suportadas fixas e recuperáveis.

A cobertura da superestrutura telescópica é cimentada temporariamente à cobertura natural do dente; a porção de implante da prótese é aparafusada. Alguns problemas clínicos podem ocorrer:

(1)   As capas telescópicas podem separar-se e o dente natural pode ser intrudido verticalmente para o osso alveolar;

(2)   O cimento "temporário" entre as capas telescópicas pode endurecer e impedir a separação; e

(3)   Podem ocorrer cáries secundárias.

Transmissão de Força em Próteses Combinadas de Dentes Naturais e Próteses Suportadas por Implantes

Mobilidade Diferencial

A discussão sobre a mobilidade diferencial dos dentes e seu efeito na distribuição da força não se aplica à comparação de dentes naturais e implantes envolvidos na mesma prótese. Como já foi dito anteriormente, o micromovimento é essencial para a distribuição da força. A osteointegração, por definição, não permite nenhum movimento além do módulo de elasticidade do osso medido em mícrons.

Efeito braço de alavanca

Anexos internos ou fabricação de próteses telescópicas envolvendo muitos dentes naturais com talas não suportam implantes. É o contrário: os implantes suportam os dentes naturais.

Os dentes anteriores estriados proporcionam um encaixe interno destinado erroneamente a apoiar a prótese retida por implante posterior. O apoio mútuo só teria lugar se os dentes naturais estivessem no lugar dos implantes. Nesse caso, o micromovimento de todos os dentes facilitaria o apoio mútuo e a distribuição da força. A estrutura mais rígida proporciona a melhor transmissão de força (**Kang et al., 2012**).

No entanto, como os implantes não proporcionam micro movimento (apenas micromovimentos abaixo de 100 horas), o movimento normal da tala anterior exerce enorme força através do longo braço de alavanca do pôntico. A configuração da prótese deve ser redesenhada para reduzir o stress sobre as interfaces osseointegradas.

Novos Princípios de Design para Próteses Combinadas

Braço com Alavanca de Implante Reduzida

Os seguintes princípios devem ser aplicados:

1	Um pôntico cantiléver estendido a partir de uma prótese suportada por implantes livres nunca deve exceder o que pode ser suportado apenas pelos implantes.

2.	A fixação de dentes naturais estriados a um cantilever suportado por implantes aumenta a carga sobre os implantes em vez de os suportar.

3.	Os implantes suportam os dentes e não o visto versa.

4.	Ao combinar dentes naturais estriados com uma prótese implanto-suportada, o braço de alavanca na porção implanto-suportada deve ser reduzido o máximo possível (ou seja, mais curto do que se fosse uma prótese independente).

5.	Um pôntico cantilever deve ser estendido dos dentes naturais estriados, na medida do necessário, como se estivesse em pé livre.

6.	O método de fixação entre as duas próteses deve ser relativamente não rígido (isto é, semiprecisão com ou sem um pino em forma de U).

TIPO DE PRÓTESE

O desenho errado deve ser modificado através da aplicação dos princípios acima. Os pônticos cantilever são estendidos a partir de cada segmento que pode ser suportado pelos respectivos dentes naturais e implantes.

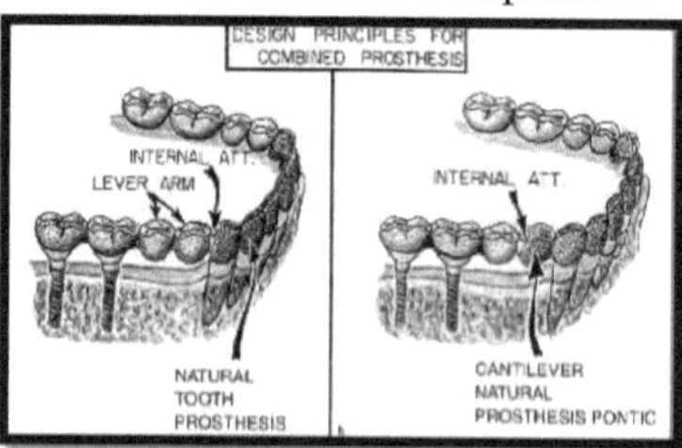

Fig.: Um braço de alavanca longo é produzido quando uma prótese suportada por implantes é convertida em uma prótese dentária natural *(esquerda)*. É criado menos torque se os cantilevers forem estendidos a partir de ambas as próteses e unidos com uma fixação interna *(direita)*.

A fixação interna entre os dois não deve ser excessivamente rígida e foi concebida para evitar a separação horizontal em vez da distribuição de força. Este desenho reduz a tensão sobre os implantes sem sobrecarregar os dentes naturais.

MATERIAIS DE PRÓTESE

Este aspecto mais crítico da biocompatibilidade depende do volume básico e das propriedades da superfície do biomaterial.

Todos os aspectos da fabricação básica, acabamento, embalagem e entrega, esterilização e colocação (incluindo colocação cirúrgica) devem ser adequadamente controlados para garantir condições limpas e não traumatizantes. A importância destas considerações foi novamente enfatizada através do conceito e prática da osteointegração dos sistemas de implantes em forma de raiz endosteal.

As disciplinas de **biomateriais** e **biomecânica** são complementares à compreensão da função baseada em dispositivos. As propriedades físicas, mecânicas, químicas e elétricas dos componentes básicos do material devem ser sempre totalmente avaliadas para qualquer aplicação de biomateriais, pois essas propriedades fornecem entradas fundamentais para as análises biomecânicas e biológicas de função inter-relacionadas.

A distribuição macroscópica da tensão e tensão mecânica é predominantemente controlada pela forma e forma do dispositivo do implante. Uma propriedade importante do material relacionada à otimização do projeto (forma e forma) é a deformação elástica (um componente do módulo elástico) do material.

A distribuição de tensão microscópica localizada é mais controlada pelas propriedades básicas do biomaterial (por exemplo, química de superfície, microtopografia, módulo de elasticidade) e por se a superfície do biomaterial está ligada aos tecidos adjacentes. As análises de engenharia de sistemas de implantes incluem considerações de otimização relacionadas tanto com o projeto quanto com o biomaterial utilizado na construção. Portanto, o desejo de influenciar positivamente as respostas dos tecidos e de minimizar a biodegradação muitas vezes coloca restrições sobre quais materiais podem ser usados com segurança dentro do ambiente oral e tecidual. Os desenhos são frequentemente desenvolvidos para biomateriais específicos devido às condições ambientais ou restauradoras impostas.

Propriedades físicas e mecânicas para materiais de implante

As forças exercidas sobre o material do implante consistem em componentes de tração, compressão e cisalhamento. Como para a maioria dos materiais, as forças compressivas dos materiais de implantes são normalmente maiores do que as suas contrapartidas de cisalhamento e tração. Todas as falhas por fadiga obedecem a leis mecânicas que correlacionam as dimensões do material com as propriedades mecânicas do mesmo **(Limbert et al;1996) (Lee et al;2010)** Além disso, quando presentes, a parafunção (noturna ou diurna) pode ser muito prejudicial à longevidade, devido às propriedades mecânicas, tais como resistência máxima ao limite de elasticidade, resistência à fadiga, deformação por deformação, ductilidade e fratura.

As limitações da relevância destas propriedades são causadas principalmente pela forma variável e características de superfície dos desenhos de implantes.

Uma abordagem diferente para combinar mais de perto o material implantado e as propriedades dos tecidos duros levou à experimentação de materiais poliméricos, carboníticos e metálicos de baixo módulo de elasticidade **(Lee et al;2009)(Tsao et al;2008)**.

Como o osso pode modificar a sua estrutura em resposta às forças exercidas sobre ele, os materiais e desenhos dos implantes devem ser concebidos de forma a ter em conta o aumento do desempenho da musculatura e osso nos maxilares restaurados com implantes. O limite superior de tensão diminui com um número crescente de ciclos de carga, por vezes atingindo o limite de fadiga após 106 a 107 ciclos de carga **(Limbert et al;2010) (Lee et al;2010)** . Em outras palavras, quanto maior a carga aplicada, maiores as tensões mecânicas - e, portanto, maior a possibilidade de exceder o limite de resistência à fadiga do material.

Em geral, o limite de fadiga dos materiais de implantes metálicos atinge aproximadamente 50% da sua resistência à tração final **(Limbert et al;2010) (Lee et al;2007)** Entretanto, esta relação só se aplica a sistemas metálicos, e os sistemas poliméricos não têm limite inferior em termos de resistência à fadiga de resistência à tração.

Os materiais cerâmicos são fracos sob as forças de cisalhamento devido à combinação da resistência à fratura e nenhuma ductilidade, o que pode levar à fratura frágil. Os metais podem ser aquecidos por períodos variáveis para influenciar as propriedades, modificados pela adição de elementos de liga ou alterados por processamento mecânico, como desenho, oscilação ou forjamento seguido de endurecimento por envelhecimento ou dispersão até que a resistência e ductilidade do material processado sejam otimizadas para a aplicação pretendida.

Corrosão e Biodegradação

A corrosão é uma preocupação especial dos materiais metálicos na implantologia dentária porque os implantes sobressaem na cavidade oral, onde as composições electrolíticas e de oxigénio diferem das dos fluidos dos tecidos. Além disso, o pH pode variar significativamente em áreas abaixo da placa bacteriana e dentro da cavidade oral. Isto aumenta a gama de pH a que os implantes são expostos na cavidade oral em comparação com locais específicos no tecido **(Hermann et al;2007) (Steigenga et al ;2003) (Orsini et al;2012)**.

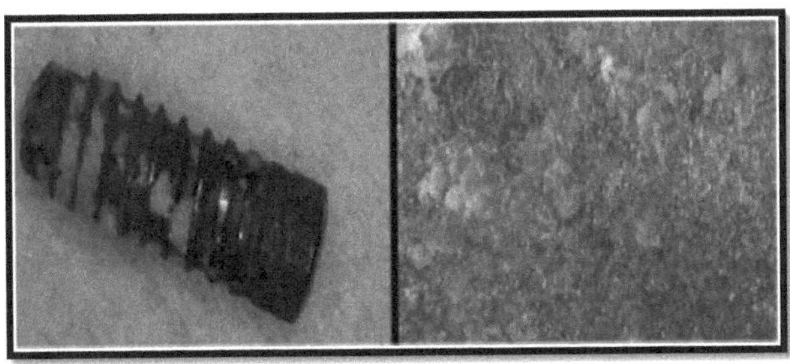

Plenk e Zitter declaram que a corrosão galvânica (GC) pode ser maior para implantes dentários do que para implantes ortopédicos. Os processos galvânicos dependem da passividade das camadas de óxido, que se caracterizam por uma taxa de dissolução mínima e um alto poder regenerativo para metais como o titânio. A camada passiva tem apenas alguns nanómetros de espessura e é geralmente composta por óxidos ou hidróxidos dos elementos metálicos que têm maior afinidade com o oxigénio. Nos metais do grupo reactivo, como o titânio, nióbio, zircónio, tântalo e ligas relacionadas, os materiais de base determinam as propriedades da camada passiva. As zonas de estabilidade dos óxidos de elementos passiváveis cobrem os potenciais redox e os valores de pH típicos do ambiente oral.

Contudo, os óxidos de titânio, tântalo e nióbio cobrem uma zona acentuadamente maior de estabilidade ambiental em comparação com os óxidos de crómio. O risco de degradação mecânica, como arranhões ou atrito de materiais implantados, combinado com corrosão e liberação para o osso e órgãos remotos, foi previamente considerado.

Rachaduras por Corrosão de Estresse

A combinação de altas magnitudes de tensão mecânica aplicada mais a exposição simultânea a um ambiente corrosivo pode resultar na falha de materiais metálicos por rachadura, onde nenhuma das condições por si só causaria a falha.

Williams (**Geng et al;2004**) apresentaram este fenômeno da CEC em implantes ortopédicos multicomponentes. Outros supõem que ele pode ser responsável por algumas falhas de implantes em vista de altas concentrações de forças na área da interface corpo-implante-pilar (**Negri et al;2014**) (**Fuh et al;2013**) (**Choi et al;2012**) .

A maioria dos desenhos tradicionais de corpos de implantes sob análise de tensão de elementos finitos tridimensionais mostram uma concentração de tensões na crista do suporte ósseo e no terço cervical do implante.

Isto tende a suportar uma potencial CEC na área de interface do implante (ou seja, uma zona de transição para condições químicas e ambientais mecânicas alteradas). Isto também tem sido descrito em termos de fadiga de corrosão (i.e., falhas cíclicas do ciclo de carga aceleradas por meio localmente agressivo).

Além disso, as superestruturas protéticas não passivas podem incorporar estresse permanente, o que influencia fortemente este fenômeno sob próteses carregadas **(Negri et al;2014) (Kang et al;2012) (Birang et al;2010)**.

A **corrosão galvânica** ocorre quando dois materiais metálicos diferentes estão em contato e estão dentro de um eletrólito resultando no fluxo de corrente entre os dois. Os materiais metálicos com potenciais diferentes podem ter suas correntes de corrosão alteradas, resultando em uma maior taxa de corrosão.

A **corrosão por atrito** ocorre quando um contato de micromoção e fricção ocorre dentro de um ambiente corrosivo (por exemplo, a perfuração das camadas passivas e a carga dirigida ao cisalhamento ao longo das superfícies de contato adjacentes). A perda de qualquer película protectora pode resultar na aceleração da perda de iões metálicos. Foi demonstrado que a FC ocorre ao longo das interfaces corpo-abutente- superestrutura do implante.

Normalmente, as camadas de óxido passivo sobre substratos metálicos dissolvem-se a taxas tão lentas que a perda de massa resultante não é de nenhuma consequência mecânica para o implante. Um problema mais crítico é a perfuração local irreversível da camada passiva que os íons cloreto muitas vezes causam, o que pode resultar em corrosão localizada do pitting. Tais perfurações podem frequentemente ser observadas para aços ferro-cromo-níquel-molibdénio (Fe-Cr-Ni-Mo) que contêm uma quantidade insuficiente dos elementos de liga que estabilizam a camada passiva (i.e., Cr e Mo) ou regiões locais de implantes que estão sujeitos a ambientes anormais.

Mesmo os materiais de óxido de cerâmica não são totalmente resistentes à degradação. O comportamento semelhante à corrosão dos materiais cerâmicos pode então ser comparado com a dissolução química dos óxidos em iões ou iões complexos dos respectivos substratos metálicos de óxido.

Um exemplo disso é a solubilidade do óxido de alumínio como alumina ou do óxido de titânio como titânia. Esta afirmação é geralmente válida; no entanto, a maioria dos óxidos metálicos e substratos não metálicos têm estruturas amorfas com hidróxido, mas as cerâmicas a granel são, na sua maioria, cristalinas. A resistência à corrosão dos polímeros sintéticos, por outro lado, depende não só da sua composição e forma estrutural, mas também do grau de polimerização.

Ao contrário dos materiais metálicos e cerâmicos, os polímeros sintéticos não são apenas dissolvidos, mas também penetrados pela água e substâncias de ambientes biológicos. O grau de alteração resultante depende das condições de propriedade do material para o componente fabricado.

Toxicidade e Considerações

A toxicidade está relacionada com produtos de biodegradação primária (cátions e ânions simples e complexos), particularmente os de metais de maior peso atômico.

Fatores a serem considerados incluem:

(1)   a quantidade dissolvida pela biodegradação por unidade de tempo,

(2)   a quantidade de material removido por atividade metabólica na mesma unidade de tempo, e

(3)   as quantidades de partículas sólidas e íons depositados no tecido e quaisquer transferências associadas para o sistema sistêmico.

Por exemplo, a quantidade de elementos liberados de metais durante o tempo de corrosão (por exemplo, gramas por dia) pode ser calculada usando a seguinte fórmula (**Currey,1984**) .

TE (g/dia) TEA ( ) = % x CBR (g/cm2 x dia) x IS (cm2)/100

onde *TE* = elemento tóxico, *TEA* = elementos tóxicos em liga, *CBR* = biodegradação por corrosão, e *IS* = superfície do implante.

É de pouca importância para a fórmula se o substrato metálico é ou não exposto, porque a camada passiva é dissolvida.

A questão crítica é que a superfície representa a forma "acabada" do implante. A fórmula também é válida para materiais cerâmicos e para substâncias transferidas de polímeros sintéticos.

Portanto, parece que a toxicidade está relacionada com o conteúdo dos elementos tóxicos dos materiais e que eles podem ter um efeito modificador na taxa de corrosão.

A transformação de produtos primários nocivos depende do seu nível de solubilidade e transferência. Sabe-se que enquanto os íons cromo e titânio reagem localmente em baixas concentrações, o cobalto, molibdênio ou níquel podem permanecer dissolvidos em concentrações relativas mais elevadas e, portanto, podem ser transportados e circulados em fluidos corporais.

Vários estudos têm documentado a toxicidade relativa do titânio e suas ligas e são abordados na seção sobre titânio.

(**Carr e Laney,1987**) **relatou a** formação de casais eletroquímicos como resultado de implantes orais e procedimentos restauradores e enfatizou a importância de selecionar metais compatíveis a serem colocados em contato direto um com o outro na cavidade oral para evitar a formação de casais eletroquímicos adversos. O comportamento eletroquímico dos materiais implantados tem sido instrumental na avaliação de sua biocompatibilidade (**Limbert et al;2010**) .

(**Lee et al;2010**) mostraram que a oxidação anódica e a redução catódica ocorrem em espaços diferentes, mas devem sempre se equilibrar através da transferência de carga. Isto tem mostrado prejudicar tanto o crescimento celular como a transmissão de estímulos de uma célula para outra. Portanto, um local de corrosão anódica pode ser influenciado pela transferência de íons, mas também por outros fenômenos de oxidação possivelmente prejudiciais.

A transferência de carga parece ser um fator significativo específico para a biocompatibilidade dos biomateriais metálicos. As camadas passivas ao longo das superfícies de titânio, nióbio, zircônio e tântalo aumentam a resistência aos processos de transferência de carga, isolando o substrato do eletrólito, além de proporcionar uma maior resistência às transferências de íons. Por outro lado, metais à base de ferro, níquel ou cobalto não são tão resistentes a transferências através das zonas de superfície passivas oxidantes.

Metais e Ligas

Várias organizações forneceram diretrizes para a padronização de materiais de implantes (**Song et al;2009**) **O** Comitê ASTM F4 (ASTM F4) e a ISO (ISOTC 106, ISOTR 10541) forneceram a base para essas normas (**Tsao et al;2008**) (**Choi et al;2007**) Até o momento, uma pesquisa multinacional realizada pela ISO indicou que o titânio e sua liga são utilizados principalmente. Os implantes não metálicos mais utilizados são materiais oxídicos, carboníticos ou oxidantes gráficos. [73]

Os principais grupos de materiais implantáveis para odontologia são titânio e ligas, ligas de cobalto-cromo, aços Fe-Cr- Ni-Mo austeníticos, tântalo, nióbio e ligas de zircônio, metais preciosos, cerâmicas e materiais poliméricos.

Titânio e Titânio-6 Alumínio-4 Vanádio (Ti-6Al-4V)

Este grupo reactivo de metais e ligas (com elementos primários de substâncias metálicas do grupo reactivo) formam óxidos tenazes no ar ou soluções oxigenadas. Os óxidos de titânio (passivados) em contacto com ar à temperatura ambiente e fluidos normais dos tecidos.

Esta reactividade é favorável para os dispositivos de implantes dentários. Na ausência de movimento interfacial ou condições ambientais adversas, esta condição superficial passivada (oxidada) minimiza os fenómenos de biocorrosão. Em situações em que o implante seria colocado dentro de um local receptor bem ajustado no osso, as áreas arranhadas ou abruptas durante a colocação repassivariam in vivo. Esta característica é uma importante consideração de propriedade relacionada com o uso de titânio para a

implantes (**Abrahamsson e berglundh,2006**) (**Hansson &werke,2003**)

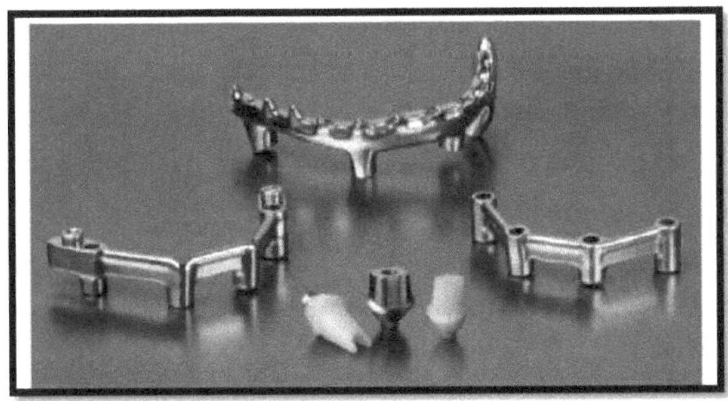

Alguns relatórios mostram que a camada de óxido tende a aumentar de espessura sob testes de corrosão **(Desai et al,2012)** e que a quebra desta camada é improvável em soluções aeradas **(Lingeshwar et al;2012)**.

(Meric et al;2012) estudaram a reação do osso de coelho a 54 diferentes metais e ligas implantadas e mostraram que o titânio permitia o crescimento ósseo diretamente adjacente às superfícies de óxido.

(Hudieb et al;2011) estudaram melhor a aplicação de titânio para implante. **(Eraslan e Inan,2010) (Huang et al;2007) (Vidyasagar e apse,2004)** foram capazes de expandir as indicações desses materiais.

Em todos os casos, o titânio foi seleccionado como material de eleição devido à sua natureza inerte e biocompatível, aliada a uma excelente resistência à corrosão. **(Sivimay et al;2005) (Tada et al;2003)(Misch,1999)** .

O titânio apresenta um módulo de elasticidade e resistência à tração relativamente baixos em comparação com a maioria das outras ligas.

O módulo de elasticidade do titânio **é cinco vezes maior que o do osso compacto,** e esta propriedade enfatiza a importância do design na distribuição adequada da transferência de tensões mecânicas.

A este respeito, as áreas de superfície que são carregadas em compressão foram maximizadas para alguns dos projetos de implantes mais recentes.

Quatro graus de titânio não ligado e liga de titânio são os mais populares.

A sua força máxima e limite de resistência variam em função da sua composição.

A liga de titânio mais utilizada é o titânio - alumínio-vanádio.

A condição de liga forjada é aproximadamente seis vezes mais forte do que o osso compacto e, portanto, oferece mais oportunidades para projetos com seções mais finas (por exemplo, platôs, regiões finas de interconexão, carcaça de parafusos de conexão implante a pilar, andaimes irregulares, porosidades).

O módulo de elasticidade da liga é ligeiramente maior que o do titânio, sendo cerca de 5,6 vezes maior que o do osso compacto. A liga e o elemento primário (isto é, titânio) têm ambos superfícies de óxido de titânio (passivado).

As possíveis influências dos produtos de biodegradação do alumínio e do vanádio nas respostas locais e sistémicas dos tecidos foram revistas a partir das perspectivas da ciência básica e das aplicações clínicas (**Lan et al; 2012**).

Extensa literatura tem sido publicada sobre a taxa de corrosão do titânio nos fluidos dos tecidos locais (**Atieh e shahmiri,2013**) e o acúmulo periimplantar de "partículas negras". (**Chun et al;2002**) Alguns efeitos adversos foram relatados (**Semma et al;2012**)

Foram encontradas maiores concentrações de titânio tanto nos tecidos periimplantares como nos órgãos parenquimatosos (**Wang et al;2006**) principalmente no pulmão e concentrações muito menores no fígado, rim e baço. (**Semma et al;2012**) (**Wang et al;2006**) Entretanto, as composições das ligas não foram bem definidas ou controladas.

A corrosão e o desgaste mecânico têm sido sugeridos como causas possíveis. Autores que ainda advertem sobre a aplicabilidade destes resultados às ligas de titânio atualmente disponíveis desenvolveram outras ligas usando ferro, molibdênio e outros elementos como agentes de liga primários (**Dejak e Mlotkowski,2008**) .

Mais recentemente, foram introduzidas várias novas ligas de titânio de maior resistência.

Relatórios recentes têm desafiado de alguma forma o pensamento tradicional em relação ao uso de ligas à base de cobalto como superstruturas para próteses de implantes. Como o preço dos metais nobres tem aumentado, os clínicos estão explorando alternativas para as construções protéticas.

Isto é particularmente verdadeiro no caso da implantodontia, na qual as subestruturas metálicas podem ser de tamanho considerável, com um custo comparável.

A quantidade de corrosão e o fluxo de corrente dependem do ambiente específico do hospedeiro; a avaliação é ainda mais complicada pelas várias técnicas in vitro utilizadas. Pelo menos um estudo in vitro apoia a utilização de uma liga à base de cobalto associada a titânio (**Baggi et al;2008**)

O uso de superestruturas à base de cobalto é ainda apoiado por uma grande variedade de experiências clínicas e superestruturas comercialmente disponíveis feitas de ligas de cobalto-cromo.

Como um exemplo, muitos grandes laboratórios comerciais implantam superestruturas a partir de ligas à base de cobalto.

Outros clínicos publicaram relatos de casos utilizando superestruturas de implantes à base de cobalto (**Baggi et al;2008**) .

Pelo menos um fabricante (NobleBond; Argen) respondeu às preocupações acima, produzindo uma liga à base de cobalto com grandes quantidades de ruténio. O ruténio (Ru) é um metal nobre da família da platina, com excelente resistência à corrosão, mas é consideravelmente mais barato do que o ouro e a platina.

Esta liga contém 40% de cobalto, 25% de ruténio e 24% de crómio.

Embora o desempenho clínico dessa liga ainda não tenha sido observado, avanços como esses podem eventualmente permitir que os clínicos utilizem ligas alternativas, como metais à base de paládio e ruténio, para a restauração clínica de implantes (Figura 4-2).

A utilização de ligas à base de paládio também é suportada pela utilização clínica e análise in vitro.

Para eliminar a presença de metais dissimilares, alguns clínicos optaram por fabricar superestruturas de implantes utilizando técnicas de fresagem. Com esta tecnologia, uma superestrutura de barra de implante, por exemplo, pode ser fresada a partir de um único tarugo de titânio (Figura 4-3).

Os avanços na imagem óptica (para impressões, tanto no laboratório como intra-oralmente), bem como a tecnologia de fresagem, tornaram esta abordagem possível. Como a superestrutura é fresada a partir do mesmo material que os próprios implantes, metais diferentes não estão presentes, e a corrente não flui.

Alternativamente, a superestrutura pode ser fresada a partir de toda a cerâmica (Zirconzahn; Figura 4 -4). Esta abordagem pode usar conectores metálicos usinados que são ligados à estrutura (Figura 45), ou a interface implante-abutment pode ser fresada também na prótese.

Mecanicamente, o titânio é muito mais dúctil (dobrável) do que a liga de titânio. Esta característica tem sido um aspecto muito favorável relacionado ao uso do titânio para dispositivos em forma de placa endosteal.

A necessidade de ajuste ou flexão para fornecer pilares paralelos para tratamentos protéticos fez com que os fabricantes otimizassem as microestruturas e condições de deformação residual.

A cunhagem, estampagem ou forjamento seguido de tratamentos térmicos de recozimento controlado são usados rotineiramente durante o processamento metalúrgico.

Entretanto, se um pilar de implante é dobrado no momento da implantação, então o metal é esticado localmente na região do pescoço (dobrado), e a deformação local é cumulativa e dependente da quantidade total de deformação introduzida durante o procedimento.

Esta é uma das razões, para além do ciclo de fadiga de carga prévia, porque não é recomendada a reutilização de implantes. Além disso, os processos mecânicos podem, por vezes, alterar ou contaminar significativamente as superfícies dos implantes. Quaisquer resíduos de alterações superficiais devem ser removidos antes do implante para garantir condições de limpeza mecânica e química.

82

MATERIAIS DE PRÓTESE

As técnicas emergentes para fundir titânio e ligas de titânio permanecem limitadas para a aplicação de implantes dentários devido aos altos pontos de fusão dos elementos e à propensão para absorção de oxigênio, nitrogênio e hidrogênio, que podem causar

fragilização. Uma atmosfera de alto vácuo ou ultrapura proteção gasosa permite o produto íon de peças fundidas em titânio e suas ligas em diferentes níveis de pureza, embora as microestruturas e porosidade sejam relativamente desfavoráveis em relação à fadiga e resistência à fratura.

As forças típicas de titânio fundido comercialmente puro (CP) grau 2 e Ti-6Al-4V após tratamento térmico e recozimento podem estar na gama das ligas de titânio forjado utilizadas para implantes dentários.

Engineering Properties of Metals and Alloys Used for Surgical Implants				
Material	Nominal Surface Analysis (w/o)	Modulus of Elasticity, GN/m² (psi μ 10⁶)	Ultimate Tensile Strength, MN/m² (ksi)	Elongation to Fracture (%)	
Titanium oxide	99+Ti	97 (14)	240–550 (25–70)	15	Ti
Titanium oxide aluminum–vanadium	90Ti-6Al-4V	117 (17)	869–896	>12	Ti
Cobalt–oxide chromium–molybdenum (casting)	66Co-27Cr-7Mo	235 (34)	655 (95)	>8	Cr
Stainless oxide steel (316L)	70Fe-18Cr-12Ni	193 (28)	480–1000	>30	Cr
Zirconium oxide		97 (14)	552 (80)	20	Zr
Tantalum oxide		—	690 (100)	11	Ta
Gold	99'Au	97 (14)	207–310 (30–45)	>30	Au
Platinum	99'Pt	166 (24)	131 (19)	40	Pt

Liga à base de Cobalto-Cromo-Molibdénio

As ligas à base de cobalto são mais frequentemente utilizadas em estado metalúrgico fundido ou fundido e recozido. Isto permite a fabricação de implantes como desenhos personalizados, tais como armações subperiósteas.

A composição elementar desta liga inclui cobalto, crómio e molibdénio como os elementos principais.

O cobalto fornece a fase contínua para as propriedades básicas; as fases secundárias baseadas no cobalto, cromo, molibdénio, níquel e carbono fornecem resistência (quatro vezes superior à do osso compacto) e resistência à abrasão superficial (ver Tabela 4-1)

O cromo fornece resistência à corrosão através da superfície de óxido; e o molibdênio fornece resistência e resistência à corrosão a granel.

Todos estes elementos são críticos, assim como a sua concentração, o que enfatiza a importância das tecnologias de fundição e fabricação controladas. Também estão incluídas nesta liga pequenas concentrações de níquel, manganês e carbono. O níquel foi identificado em produtos biocorrosivos, e o carbono deve ser precisamente controlado para manter as propriedades mecânicas, como a ductilidade.

As ligas cirúrgicas de cobalto não são iguais às utilizadas para próteses parciais, e devem ser evitadas substituições.

Em geral, as ligas de cobalto fundido são as menos dúcteis dos sistemas de liga utilizados para implantes cirúrgicos dentários, devendo ser evitada a dobra de implantes acabados. Como muitos desses dispositivos de liga foram fabricados por laboratórios dentários, todos os aspectos de controle de qualidade e análise para implantes cirúrgicos devem ser seguidos durante a seleção, fundição e acabamento da liga.

As considerações críticas incluem a análise química, propriedades mecânicas e acabamento superficial, conforme especificado pela ASTM F4 sobre implantes cirúrgicos e o ADA.

Quando devidamente fabricados, os implantes deste grupo de ligas demonstraram apresentar excelentes perfis de biocompatibilidade.

Ligas de Ferro-Crómio-Níquel

As ligas de aço inoxidável cirúrgico (por exemplo, 316 baixo carbono [316L]) têm uma longa história de utilização para dispositivos ortopédicos e implantes dentários.

Esta liga, como nos sistemas de titânio, é usada com mais frequência em condições metalúrgicas forjadas e tratadas termicamente, o que resulta em uma liga de alta resistência e alta utilidade.

A lâmina ramus, a estrutura ramus, os pinos estabilizadores (antigos) e alguns sistemas de inserção de mucosas foram feitos a partir da liga à base de ferro.

A especificação ASTM F4 para a passivação de superfície foi escrita pela primeira vez e aplicada às ligas de aço inoxidável. Em parte, isto foi feito para maximizar a resistência à corrosão-biocorrosão.

Das ligas de implantes, esta liga está mais sujeita a fendas e biocorrosão pontiaguda, devendo-se ter o cuidado de utilizar e reter a condição de superfície passivada (óxido). Como esta liga contém níquel como elemento principal, o uso em pacientes alérgicos ou hipersensíveis ao níquel deve ser evitado. Além disso, se um implante de aço inoxidável for modificado antes da cirurgia, então os procedimentos recomendados requerem repassivação para obter uma condição de superfície oxidada (passivada) para minimizar a biodegradação in vivo.

As ligas à base de ferro têm potenciais galvânicos e características de corrosão que podem resultar em preocupações sobre o acoplamento galvânico e biocorrosão se interligadas com titânio, cobalto, zircônio ou biomateriais de implantes de carbono.

Em algumas condições clínicas, mais de uma liga pode estar presente dentro da mesma arcada dentária de um paciente. Por exemplo, se uma ponte de uma liga nobre ou de metal de base tocar simultaneamente as cabeças dos pilares de um implante de aço inoxidável e titânio, então um circuito eléctrico seria formado através dos tecidos.

Como com os outros sistemas de metais e ligas discutidos, as ligas à base de ferro têm um longo histórico de aplicações clínicas.

As recuperações de dispositivos de longo prazo têm demonstrado que, quando utilizadas correctamente, a liga pode funcionar sem avarias significativas in vivo.

Claramente, as propriedades mecânicas e as características de custo desta liga oferecem vantagens no que diz respeito às aplicações clínicas.

Outros Metais e Ligas

Muitos outros metais e ligas têm sido utilizados para a fabricação de dispositivos de implantes dentários.

As espirais e gaiolas iniciais incluíam **tântalo, platina, irídio, ouro, paládio e ligas destes metais.**

Mais recentemente, foram avaliados dispositivos feitos **de zircônio, háfnio e tungstênio.** Ouro, platina e paládio são metais de resistência relativamente baixa, o que coloca limites ao desenho de implantes. Além disso, o custo por unidade de peso e o peso por unidade de volume (densidade) do dispositivo ao longo do arco superior foram sugeridos como possíveis limitações para o ouro e a platina.

Estes metais, especialmente o ouro devido à nobreza e disponibilidade, continuam a ser utilizados como materiais de implantes cirúrgicos. Por exemplo, o desenho do grampo final Bosker representa a utilização deste sistema de liga

Propriedades Cerâmicas Bioactivas

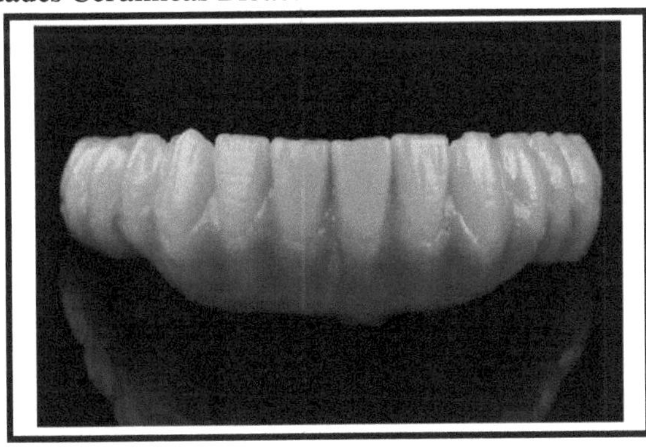

As propriedades físicas são específicas da superfície ou forma do produto (bloco, partícula), porosidade (densa, macroporosa, microporosa), e cristalinidade (cristalina ou amorfa). As propriedades químicas estão relacionadas com a relação cálcio-fosfato, composição, impurezas elementares (por exemplo, carbonato), substituição iónica na estrutura atómica, e o pH da região circundante.

Todas estas propriedades e o ambiente biomecânico desempenham um papel na taxa de reabsorção e nos limites de aplicação clínica dos materiais.

A família geral de apatites tem a seguinte fórmula:

$M10_{2+}^{(XO43)}6Z21$

Muito frequentemente, as relações atômicas apatita são não-hiométricas, ou seja, 1 mol de apatita pode conter menos de 10 mol de íons metálicos ($M2+$) e menos de 2 mol de anions Z-1.

O número de XO retém um número de 6. Múltiplos metais e ânions podem ser substituídos dentro desta formulação.

Mais importante, as propriedades físicas, mecânicas e químicas relativas de cada material final do $CaPO4$, incluindo cada um dos apatites, são diferentes umas das outras.

Além disso, a microestrutura de qualquer produto final (forma estrutural sólida ou revestimento) é igualmente importante para as propriedades básicas da substância por si só.

A hidroxiapatita monolítica cristalina (HA) (cerâmica queimada $Ca10[PO4]6[OH]2$) de alta densidade e pureza (50 ppm máximos de impurezas) forneceu um padrão para comparação relacionada a aplicações de implantes. A razão cálcio/fósforo de CaiifPO.iHOI I); é 1,67, e a cerâmica pode ser totalmente cristalina. Existem diferenças consideráveis entre as cerâmicas sintéticas HA (HAs) que são produzidas por processamento a temperatura elevada e as apatites biológicas (HAs).

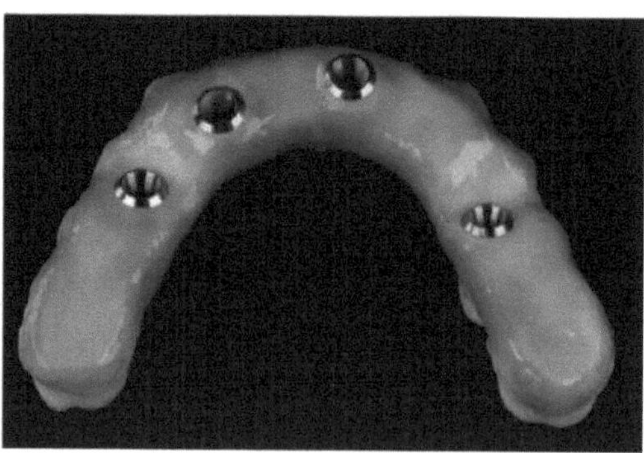

Fig.: Prótese fresada totalmente em cerâmica com conectores metálicos. Após a sinterização e coloração, podem ser usados conectores metálicos usinados para fazer interface com a plataforma do implante.

Os apatites biológicos contêm quantidades vestigiais de $(CO_3)2$, sódio, magnésio, flúor e íons cloro. Estes existem em proporções e distribuições variadas e, claro, são apenas uma fase dos tecidos calcificados.

Foram publicadas especificações de normas nacionais relacionadas com as propriedades e características básicas tanto do HA como do TCP.

Estas duas composições têm sido usadas mais extensivamente como partículas para aumento e substituição óssea, portadores de produtos orgânicos e revestimentos para implantes endósteos e subperiósteos.

QUALIDADE DOS OSSOS

O osso disponível é particularmente importante na implantodontia e descreve a arquitetura externa ou o volume da área edêntula considerada para implantes.

- Implantes curtos e menos implantes foram utilizados em menor quantidade de osso disponível, e implantes longos em maior número foram inseridos em volumes ósseos maiores.
- Hoje, o plano de tratamento deve primeiro considerar as opções finais de prótese e determinar o tipo de prótese indicada para o paciente específico em questão.
- As posições chave do implante da prótese podem então ser determinadas por uma perspectiva biomecânica. O número adicional de implantes necessários para suportar a restauração específica pode então ser estabelecido relacionado com a quantidade de força gerada pelo paciente (factores de força do paciente) porque o stress é igual à força dividida por área.
- A próxima consideração para determinar o número e tamanho adicional do implante para suportar a restauração é a densidade óssea nos locais dos pilares dos implantes.
- A estrutura externa (cortical) e interna (trabecular) do osso pode ser descrita em termos de qualidade ou densidade, o que reflecte uma série de propriedades biomecânicas, tais como resistência, módulo de elasticidade, percentagem de contacto osso-implante (BIC) e distribuição de tensões em torno de um implante endosteal carregado (Caixa
- A densidade do osso disponível num local desdentado é um factor determinante no planeamento do tratamento, abordagem cirúrgica, desenho do implante, tempo de cicatrização e a necessidade de carga óssea progressiva inicial durante a prótese.
  reconstrução.

Classificação óssea relacionada com a Implantodontia

Linkow, em 1970, classificou a densidade óssea em três categorias

1. **Estrutura óssea classe I:** Este **tipo** ósseo ideal consiste em trabéculas uniformemente espaçadas com pequenos espaços cancelados.
2. **Estrutura óssea classe II:** O osso tem espaços cancelados ligeiramente maiores com menor uniformidade do padrão ósseo.
3. **Estrutura óssea de classe III:** Existem grandes espaços cheios de medula entre as trabéculas ósseas.

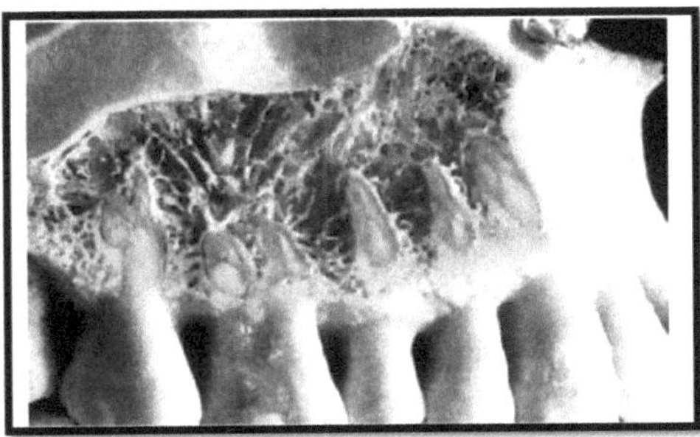

Fig.: A maxila dentada tem um padrão trabecular mais fino em comparação com a mandíbula. O osso cortical é mais fino e poroso. A maxila é uma unidade de distribuição de força e foi projetada para proteger a órbita e o cérebro.

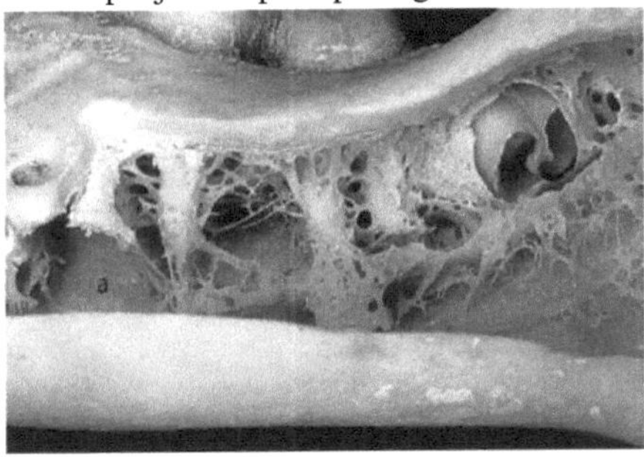

Fig.: O osso trabecular de uma mandíbula dentada é mais grosseiro do que a maxila. O osso cortical é espesso e denso. A mandíbula, como uma estrutura independente, é um elemento de absorção de força.

Em 1985, Lekholm e Zarb listaram quatro qualidades ósseas encontradas nas regiões anteriores do maxilar123

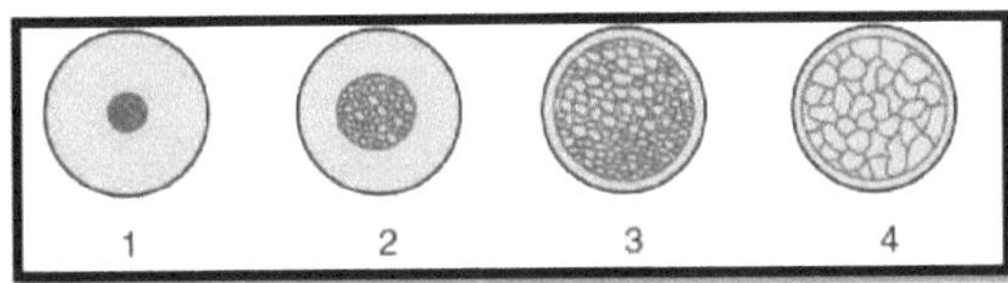

Fig: Lekholm e Zarb descreveram quatro qualidades ósseas para a região anterior dos maxilares. A qualidade 1 é composta por um osso compacto homogêneo. A qualidade 2 tem uma espessa camada de osso cortical que envolve o osso trabecular denso. A qualidade 3 tem uma camada fina de osso cortical rodeada por osso trabecular denso de resistência favorável.

A qualidade 4 tem uma fina camada de osso cortical que envolve um núcleo de osso trabecular de baixa densidade. (De Lekholm U, Zarb GA: Selecção e preparação do paciente. Em Branemark P-I, Zarb GA, Albrektsson T, editores: *Tissue integrated prostheses: osseointegration in clinical dentistry,* Chicago, 1985, Quintessence).

1. Qualidade 1: composto por osso compacto homogéneo.

2. Qualidade 2 :composto por uma espessa camada de osso compacto que envolve um núcleo de osso trabecular denso.

3. Qualidade 3 :composto por uma fina camada de osso cortical que envolve o osso trabecular denso de resistência favorável.

4. Qualidade 4 :composto por uma fina camada de osso cortical que envolve um núcleo de osso trabecular de baixa densidade.

CLASSIFICAÇÃO ERRADA

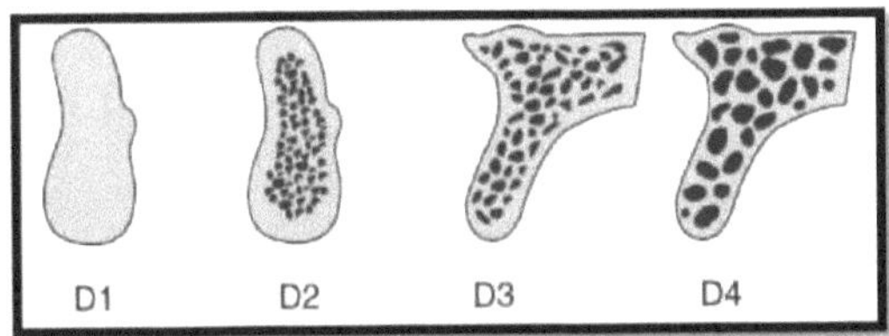

Fig.: Misch descreveu quatro densidades ósseas encontradas nas regiões desdentadas anterior e posterior da maxila e mandíbula. O osso D1 é principalmente osso cortical denso, o osso D2 tem osso cortical poroso denso a espesso na crista e o osso trabecular grosso por baixo, o osso D3 tem uma crista cortical porosa mais fina e osso trabecular fino dentro, e o osso D4 tem quase nenhum osso cortical crestal. O osso trabecular fino compõe a quase totalidade do volume total de osso.

C DENSIDAD E	RIPÇÃO	ILE ANALOG	CAL ANATOMICAL LOCALIZAÇÃO
	cortical	- Madeira de bordo	ou mandíbula
	cortical e trabecular grosseiro	madeira de pinho ou abeto	ou mandíbula mandíbula ior ou maxila
	cortical(fino(trabecular fino	emadeira	ou maxila ior maxilla mandíbula ior
	abecular	oam	ior maxilla

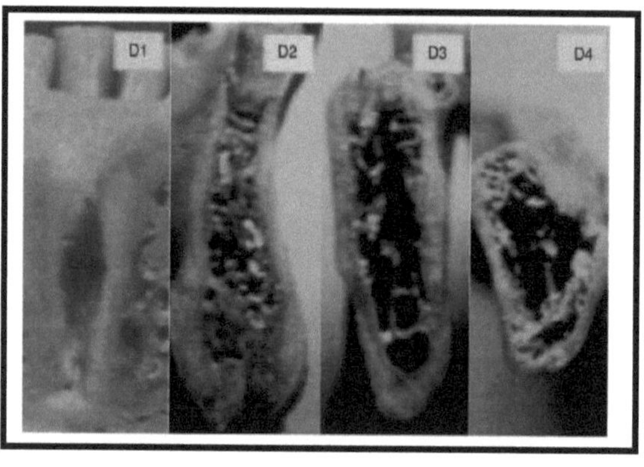

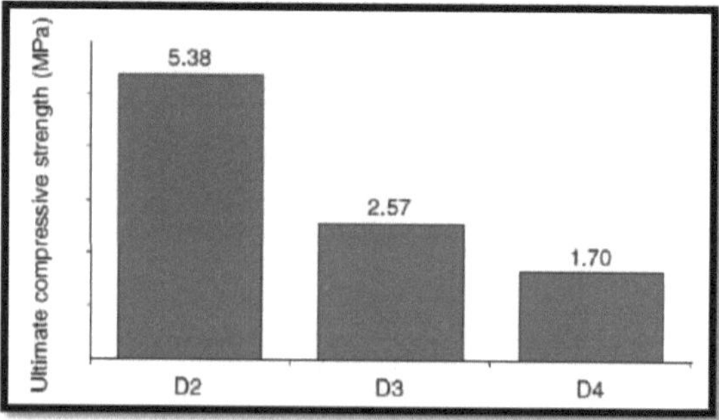

Fig.: A força do osso está directamente relacionada com a densidade do osso.

Raciocínio Científico Baseado na Densidade Óssea
Plano de tratamento
Força e Densidade Óssea

A densidade óssea está directamente relacionada com a força do osso antes da microfractura.

Misch et al. relataram as propriedades mecânicas do osso trabecular na mandíbula usando a classificação de densidade de Misch.

•   Pode ser observada uma diferença de 10 vezes na força óssea de D1 a D4 (Figura 11-20). O osso D2 apresentou uma resistência à compressão de 47% a 68% maior em comparação com o osso D3 (Figura 11-21).

Em outras palavras, numa escala de 1 a 10, D1 é um osso 9 a 10 em relação à força, D2 é um osso 7 a 8 nesta escala, D3 é 50% mais fraco que D2 e é um 3 ou 4 na escala de força, e D4 é um osso 1 a 2 e até 10 vezes mais fraco que D1 (Caixa 11-7).

•   O osso é 60% mineralizado aos 4 meses após a cirurgia de implante, e a força do osso está relacionada com a quantidade de mineralização. Portanto, é racional esperar mais tempo antes de carregar um implante, quando a densidade do osso é D3 ou D4.

- Um período de 3 a 4 meses é adequado para os ossos D1 e D2.
- Um período de cicatrização de 5 a 6 meses é benéfico no osso D3 a D4.
- As densidades ósseas que inicialmente dependiam da impressão clínica estão agora totalmente correlacionadas com os valores objectivos quantitativos obtidos a partir de tomografias computorizadas e medições da força óssea. Estes valores podem ajudar a prevenir falhas em situações específicas de densidades fracas.

Módulos Elásticos e Densidade

O módulo elástico descreve a quantidade de tensão (alterações no comprimento dividido pelo comprimento original) como resultado de uma determinada quantidade de tensão. Está directamente relacionado com a densidade aparente do osso.

O módulo elástico de um material é um valor que se relaciona com a rigidez do material. O módulo elástico do osso é mais flexível do que o titânio. Quando são aplicadas tensões mais elevadas a uma prótese de implante, o titânio tem menos tensão (mudança de forma) em comparação com o osso.

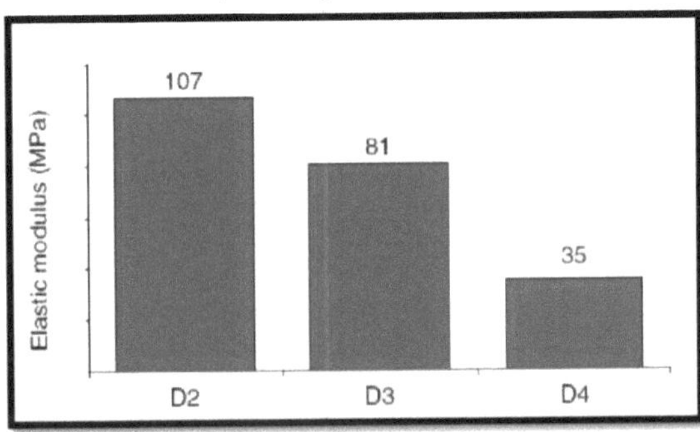

Fig.: O módulo elástico do osso trabecular D2 é maior que o trabecular D3, e o trabecular D4 tem o menor módulo elástico.

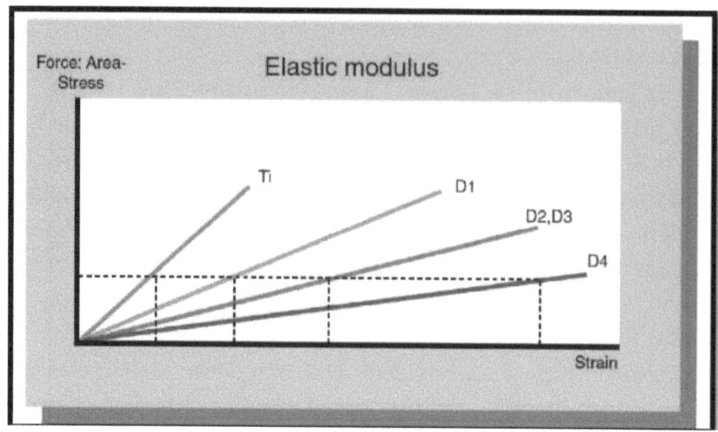

Fig: A diferença de microstraina entre o titânio e o osso D4 é grande e pode estar na zona de sobrecarga patológica, enquanto que no mesmo nível de tensão, a diferença de microstraina entre o titânio e o osso D2 pode estar dentro da zona de janela ideal adaptada.

A diferença entre os dois materiais pode criar condições microstraínicas de sobrecarga patológica e causar falha de implantes. Quando as tensões aplicadas ao implante são baixas, a diferença microestraína entre titânio e osso é minimizada e permanece na zona da janela adaptada, mantendo o osso lamelar portador de carga na interface.

Misch et al. acharam que o módulo elástico do osso trabecular na mandíbula humana era diferente para cada densidade óssea (Figura 11-22). Como resultado, quando uma tensão é aplicada a uma prótese de implante no osso D1, a interface óssea de titânio-D1 apresenta uma diferença muito pequena de microstraina.

Em comparação, quando a mesma quantidade de tensão é aplicada a um implante em osso D4, a diferença de microstraína entre o titânio e o osso D4 é maior e pode estar na zona de sobrecarga patológica . Como resultado, o osso D4 tem maior probabilidade de causar mobilidade e falha do implante.

Densidade óssea e planta óssea
Porcentagem de contato

A densidade óssea inicial não só proporciona imobilização mecânica do implante durante a cicatrização, mas após a cicatrização também permite a distribuição e transmissão de tensões da prótese para a interface osso-implante.

A distribuição mecânica das tensões ocorre principalmente onde o osso está em contacto com o implante.

Espaços abertos de medula ou zonas de tecido fibroso não organizado não permitem a dissipação controlada da força ou condições de microstraína para as células ósseas locais. Como o stress é igual à força dividida pela área sobre a qual a força é aplicada, quanto menor a área de osso em contacto com o corpo do implante, maior é o stress global, sendo os outros factores iguais. Portanto, a percentagem de BIC pode influenciar a quantidade de stress e tensão na interface. Em 1990, **Misch** observou que a densidade óssea influencia a quantidade de osso em contacto com a superfície do implante, não só na primeira fase da cirurgia, mas também na segunda fase de descoberta e carregamento protético precoce. [132] A percentagem de BIC é significativamente maior no osso cortical do que no osso trabecular. O osso D1 muito denso de uma mandíbula anterior reabsorvida em C-h ou da tábua cortical lingual de uma divisão A da mandíbula anterior ou posterior fornece a maior percentagem de osso em contacto com um implante endosteal e pode aproximar-se de mais de 85% de BIC (Figura 11-24).

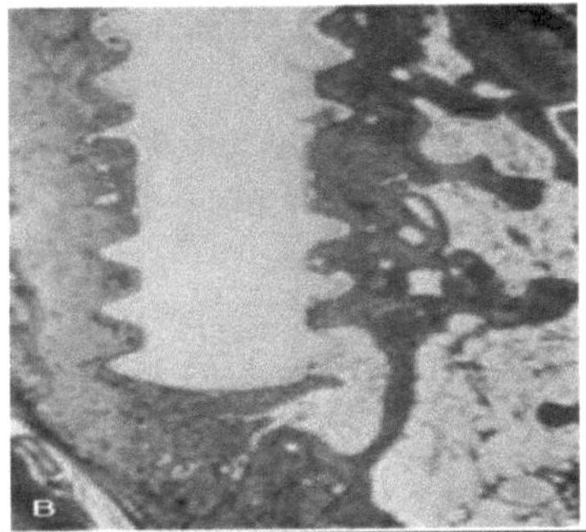

Fig.: A densidade óssea D1 tem a maior quantidade de contato osso-implante. Como o stress é igual à força dividida por área, o aumento da área de contacto resulta numa diminuição da quantidade de stress.

O osso D2, após a cicatrização inicial, normalmente tem 65% a 75% de BIC . O osso D3 normalmente tem de 40% a 50% de BIC após a cicatrização inicial.

As trabéculas esparsas do osso frequentemente encontradas na maxila posterior (D4) oferecem menos áreas de contacto com o corpo do implante.

Com um implante de superfície maquinada, este pode aproximar-se de menos de 30% de BIC e está mais relacionado com o desenho do implante e com a condição da superfície

Consequentemente, é necessária uma maior superfície de implante para obter uma quantidade semelhante de BIC em osso mole, em comparação com uma qualidade óssea mais densa. Como resultado, muitas mandíbulas anteriores com osso mais denso têm menos importância do número, tamanho ou desenho do implante em comparação com as maxilas posteriores com osso menos denso.

Foi relatado que o BIC está relacionado com a densidade óssea e o tempo de cicatrização.

Um estudo de **Carr et al.,** o BIC foi maior na mandíbula do que na maxila (a mandíbula geralmente é mais densa). Além disso, a BIC foi maior aos 6 meses, em comparação com 3 meses em ambas as mandíbulas.

Assim, o tempo de cicatrização antes da carga do implante pode estar relacionado com a densidade do osso porque a força do osso aumenta e o BIC aumenta com um período de tempo mais longo.

Assim, 3 a 4 meses de cicatrização para os ossos D1 a D2 e 5 a 6 meses para os ossos D3 a D4 têm menos risco do que um período de tempo mais curto para todos os tipos de osso.

Densidade óssea e transferência de estresse

A perda óssea crestal e a falha precoce do implante após a carga podem ocorrer devido ao excesso de tensão na interface implante-osso.

Uma gama de perdas ósseas tem sido observada em implantes em diferentes densidades ósseas com condições de carga semelhantes.

Bidez e Misch observaram em 1990 que parte deste fenómeno pode ser explicado pela avaliação dos contornos de tensão da análise de elementos finitos (FEA) nos diferentes volumes de osso para cada densidade óssea.

Cada modelo reproduziu as propriedades do material ósseo cortical e trabecular das quatro densidades descritas.

A falha clínica foi prevista matematicamente em osso D4 e algumas densidades de D3 sob cargas oclusais.

Outros estudos utilizando modelos FEA com vários desenhos de implantes e qualidade óssea também avaliaram a distribuição de tensão-deformação no osso em torno dos implantes.

Tada et al. avaliaram as mudanças tridimensionais em torno de implantes de diferentes comprimentos em diferentes qualidades ósseas .

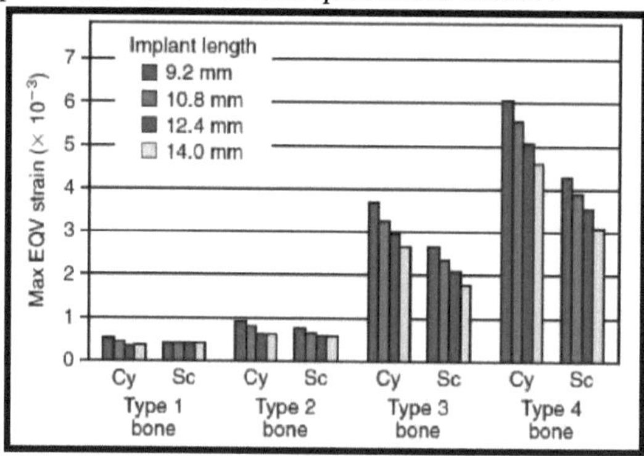

Fig: Os tipos ósseos mais macios (tipos 3 e 4) têm valores de tensão mais elevados em torno dos implantes, independentemente do seu comprimento, em comparação com os tipos ósseos mais duros (tipos 1 e 2).

As categorias ósseas do tipo 3 e 4 tinham quatro a seis vezes mais tensão em torno de todos os implantes, com as tensões mais elevadas em torno dos implantes mais curtos. Como resultado da correlação da densidade óssea com o módulo elástico, força óssea e percentagem BIC, quando uma carga é colocada sobre um implante, os contornos de tensão no osso são diferentes para cada densidade óssea.

No osso D1, as tensões mais elevadas concentram-se em torno do implante perto da crista, e o stress na região é de menor magnitude.

O osso D2, com a mesma carga, suporta uma tensão crestal ligeiramente maior, e a intensidade da tensão estende-se mais apicalmente ao longo do corpo do implante.

O osso D4 exibe as maiores deformações crestais, e a magnitude da tensão no implante prossegue apicalmente mais longe ao longo do corpo do implante.

Como consequência das diferentes regiões de tensão encontradas em torno de implantes com densidades ósseas diferentes, a magnitude de uma carga protética pode permanecer semelhante e, no entanto, dar uma das três situações clínicas diferentes seguintes na interface osso-implante com base na densidade óssea em torno do implante:

(1) cargas ósseas fisiológicas na zona da janela adaptada e sem perda óssea marginal,

(2) sobrecarga ligeira a sobrecarga patológica cargas ósseas e perda óssea de cristais, ou

(3) sobrecarga patológica generalizada e falha de implantes.

Portanto, para obter um resultado clínico semelhante em cada prótese de implante, as variáveis em cada paciente devem ser eliminadas ou contabilizadas no plano de tratamento. Como a miríade de variáveis não pode ser eliminada em relação à densidade óssea, os planos de tratamento (incluindo número de implantes, tamanho e desenho) devem ser modificados.

Um dos factores mais significativos que **afectam** o resultado do tratamento com implantes é a **qualidade do osso em redor dos implantes. O aumento da** densidade **óssea** melhora as **propriedades** mecânicas da interface. Demonstra-se **que** os implantes têm menos micromovimentos, aumentam a estabilidade inicial e reduzem as concentrações de tensão no osso de alta densidade.

A mandíbula anterior possui o osso mais denso, seguida pela mandíbula posterior, maxila anterior e maxila posterior. Do ponto de vista biomecânico, embora o osso pareça suportar 70% das forças funcionais, acredita-se que a taxa de sobrevivência dos implantes seja diretamente proporcional à densidade óssea.

Um campo crescente de pesquisa é a biomecânica dos implantes, devido ao facto de muitos aspectos do tratamento com implantes se basearem em princípios biomecânicos. A falta de estudos fundamentais sobre a biomecânica dos implantes aliada à biologia óssea tem levado a uma interpretação insuficiente dos dados clínicos. No entanto, à luz dos conhecimentos actuais, parece que o resultado do tratamento é melhorado quando os implantes não suportam forças oclusais excessivas, são colocados em osso denso, o número ou diâmetro dos implantes de suporte é aumentado e os implantes suportam próteses fixas.

BIOMECÂNICA DA CONEXÃO DO PILAR DO IMPLANTE

Modificações na colocação do implante na cirurgia inicial podem colocar problemas significativos de reabilitação na segunda etapa da cirurgia, e a seleção de um pilar inadequado neste momento pode complicar ainda mais a situação. Apesar da evolução significativa de vários sistemas de implantes, desenho e características dos implantes, aqueles relacionados com o comportamento mecânico das próteses suportadas por implantes devem ter a maior importância. Do ponto de vista da engenharia, o implante hexagonal interno com um cone Morse é definitivamente uma conexão melhor do que um implante hexagonal externo que depende absolutamente do parafuso para manter o pilar no lugar. A conexão morse cónica tem mostrado resultados promissores em termos de conexão mais forte, melhor transferência de carga e micro movimento reduzido **(Huang et al., 2007).**

O desenvolvimento de dispositivos de titânio trouxe várias rotações que levam a menor resistência à rotação e benefícios para a reabilitação de movimentos laterais parciais e completos do éden e micro fenda que levam a pacientes com reabsorção óssea4tulosos. Quando se respeitam os princípios biológicos e mecânicos. plesare, esta modalidade de tratamento pode ser bem sucedida - restaurar totalmente as deficiências funcionais e estéticas causa- d pela perda dentária. O desajuste na interface abutmentimplant e a falta de uma adaptação passiva entre a prótese e o pilar podem levar os componentes da prótese, o parafuso 1 do pilar ou os implantes à fractura. Funcionalmente, este desajuste pode causar sobrecarga no pilar e distribuir carga não-axial ao longo do implante e do osso marginal. A lacuna gerada pela conexão hexagonal interna este desajuste também pode ser uma armadilha para a colonização bacteriana, Um dos primeiros implantes hexagonais internos foi concebido que pode causar reacções inflamatórias no peri- com um hexagonal de 1,7 mm de profundidade abaixo de 0,5 mm de largura, 45° de tecido mole de 2implantes. bisel. As suas características foram concebidas para distribuir forças intra-orais mais profundas dentro do implante para proteger o parafuso de retenção da interface do pilar do implante contra o excesso de carga e para reduzir o potencial de microinfiltração da interface implante/abutment. Os implantes conectados internamente também fornecem 3 variações nos implantes dentários que são liberados para a comercialização da força superior para a conexão implante/abutment. pela FDA . Os defensores da conexão hexagonal interna afirmaram que, tal configuração reduz a altura vertical desde a plataforma do implante/abutment até ao topo do pilar, distribui a carga lateral profundamente dentro do implante, levando a um parafuso de pilar de melhor estribo, engata uma parede interna longa que cria um corpo rígido e unificado para resistir à abertura da articulação (micromovimento) e incorpora um "click" audível e táctil 6 quando os componentes estão devidamente assentados. Esta característica única facilita a colocação para o clínico e pode reduzir a necessidade de radiografias após a colocação da restauração A interface do pilar do implante determina a resistência da articulação, componentes ativos. 3stabilidade e estabilidade lateral e rotacional. As vantagens do hexadecimal externo são a sua adequação para os dois Desde a introdução do conceito de conexão interna, método de estágio, um mecanismo anti-rotação, capacidade de recuperação, foram feitas outras melhorias no design, numa tentativa de 4 e compatibilidade entre diferentes sistemas. para melhorar a conexão implante/abutment. Incluídos em Possíveis desvantagens do hexadecimal externo estão o itsmicro - tais esforços são o cone "Morse", no qual um pilar cónico Thomas et al., afirmaram que os implantes com uma interface hexadecimal externo, mas com articulação de topo, mostraram uma incidência de afrouxamento do parafuso do pilar de até 38%. Para superar alguns dos problemas inerentes, soluções como chaves de torque, tecnologia de superfície de parafuso, tamanho da plataforma e riais mate foram investigados para obter um conjunto de pré-carga e maior força de aperto (**Sevimay et al., 2005**).

Conexão do pilar do implante
Ligação Externa Hexex
Conexão interna Hex
Ligação Morse Taper
Ligação envolvendo um parafuso
Interface morse taper
Motivo da ligação segura

Pré-carga do parafuso, que é gerada pela aplicação de uma quantidade pré-determinada de torque durante a instalação

Grande pressão de contacto e resultante resistência ao atrito na região de acasalamento da interface implantabutment

Complicações mecânicas

Afrouxamento dos parafusos quando as cargas oclusais excedem a pré-carga, ou deformação por deformação na interface screwimplant

O afrouxamento do pilar parece ser um problema menor.

BIOMECÂNICA DA CONEXÃO DO PILAR DO IMPLANTE

Forças de mordedura Baixam a pré-tensão no parafuso
Actua na direcção da inserção do pilar, por isso ajuda a fixar a ligação Os sistemas de implantes Astra, Nobel Biocare Ankylos e ITI utilizam um parafuso com extremidade cónica. A Bicon utiliza apenas um ajuste de interferência cónico.
Tabela 1: Análise comparativa das duas interfaces

Conclusão dos autores Shigley e Mischke 10% da pré-carga perdida para o relaxamento do encaixe.

Bakaeen et al. O torque de aperto dos parafusos dos pilares testados foi cerca de 2 a 3 N a menos do que o torque de aperto inicial, concluindo a perda de pré-carga Sakaguchi e Bor gersen 2% a 10% de redução na pré-carga nos primeiros segundos ou minutos após o aperto, como resultado do efeito de assentamento.

Frank Lee et al Carga compressiva desempenha uma carga primária na manutenção da pré-carga do parafuso de pré-carga e na manutenção da integridade da junta do parafuso Os níveis de torque recomendados pelo fabricante devem ser seguidos para manter a integridade da junta do parafuso .

REVISÃO DO SYSTEMATC:

Study	Number and length of implants	Restoration type	Study length	Survival rate
Rossi et al. [31]	40, 6 mm	Single crowns	2 years	95%
Arlin [32]	630, 6 mm	—	2 years	94%
Van Assche et al. [14]	36, 6 mm	Maxillary overdenture	2 years	99%
Anitua and Orive [28]	1,287, <8.5 mm	—	47.9-24.46 months	99.3%-98.8%
Misch et al. [35]	745, 7 and 9 mm	—	6 years	98.9%
Griffin and Cheung [8]	168, 6 and 8 mm	Single crowns and fixed partial dentures	68 months	100%
Pieri et al. [37]	61, 4 and 6 mm	Fixed partial dentures in mandible	2 years	96.8%

Tabela: Visão geral dos estudos revisados e das taxas de sobrevência obtidas.

CONCLUSÃO

Uma revisão sistemática da literatura atual mostrou apenas evidências in vitro de que não há consenso sobre a vantagem da utilização de um implante com configuração offset em comparação com aqueles em linha reta, embora alguns estudos apresentem uma leve melhora na distribuição de tensão óssea quando um implante offset está sob carga oblíqua (PICO).

A distribuição da força entre os membros de um sistema depende de uma relação complexa entre a rigidez relativa das partes estruturais com o seu meio de investimento (ligamento periodontal ou osteointegração). Uma prótese rígida é necessária para distribuir a força em todos os tipos de próteses suportadas por múltiplas unidades. Quando se aplica força a uma porção de uma prótese suportada por múltiplas unidades, o micromovimento do ligamento periodontal (intervalo de 0,5 mm) inicia o movimento de toda a entidade estrutural rígida (dentes e próteses). Este micromovimento distribui a força para os dentes naturais restantes.

Com uma prótese suportada por múltiplos implantes, a aplicação de força em uma porção é distribuída para a interface de fixação osseointegrada mais próxima. A força é concentrada nessa interface. A quantidade de distribuição para os demais fixadores depende do grau de deformação (flexibilidade) do osso de revestimento, fixação, pilar, parafusos de retenção e prótese. A faixa de deformação da parte mais flexível do sistema (os parafusos de retenção) está na extremidade inferior da micromoção (na faixa de 100 pm). Portanto, a quantidade de distribuição de força para os demais fixadores é muito menor do que aquela encontrada com um ligamento periodontal, que pode permitir 0,5 mm de movimento (500 pm).

Paradoxalmente, devido à relativa "flexibilidade" do ligamento periodontal, a distribuição da força depende de uma entidade estrutural rígida de dentes e próteses.

Por outro lado, como a interface osseointegrada não permite nenhum movimento, a distribuição da força depende de alguma deformação do complexo parafuso fixador-abutente.

As próteses combinadas usando implantes e dentes naturais devem ser abordadas com cautela. Foram utilizados acessórios internos e/ou construção telescópica de coifas. No entanto, a transmissão de força é completamente diferente em ambos os segmentos.

Os implantes suportam sempre os dentes naturais, em vez de visa versa, devido ao enorme diferencial de mobilidade entre o micromovimento do ligamento periodontal e a interface do implante osseointegrado. Novos princípios de desenho têm sido recomendados para evitar a sobrecarga do implante.

Os princípios básicos da biomecânica devem ser respeitados ao fazer implantes orais (ou) caso contrário o caso pode falhar. A cartilha da biomecânica dos implantes orais deve familiarizar o clínico com as questões-chave a serem enfrentadas quando se utiliza implantes orais. Em grande medida, a consideração biomecânica dos implantes segue regras mecânicas simples, baseadas nos princípios de alavancagem. Ao considerar o comportamento funcional do paciente, limitando a extensão da prótese e controlando o padrão oclusal e os contactos, as possíveis situações de sobrecarga podem ser minimizadas.

A selecção dos implantes dentários é uma questão crítica que afecta fortemente os resultados funcionais e estéticos finais. A escolha do comprimento do implante em relação à qualidade óssea disponível e à força de rotura é um factor essencial para decidir as taxas de sobrevivência destes implantes e o sucesso global da prótese. Os implantes curtos oferecem a possibilidade de evitar o aumento ósseo para os pacientes com reabsorção alveolar avançada, onde a inserção de implantes dentários de comprimento regular (>8 mm) é problemática. Em particular, nas regiões posteriores mandibulares e maxilares, onde existe o risco de lesão do nervo alveolar inferior ou penetração do seio maxilar durante a colocação do implante quando o osso alveolar é deficiente. Ao considerar o aspecto biomecânico dos implantes curtos, os estudos revisados mostraram uma alta taxa de sobrevivência para implantes curtos e reabsorção óssea marginal comparável aos implantes convencionais por um período de 2 a 3 anos. Os implantes curtos podem ser uma alternativa bem sucedida às técnicas de aumento ósseo. No entanto, uma consideração especial deve ser tomada para optimizar a oclusão da restauração final e para evitar a carga lateral dos implantes causada pela relação oclusal inadequada. Há, no entanto, a falta de estudos clínicos a longo prazo. Tais estudos são essenciais, uma vez que as investigações experimentais e numéricas mostraram uma tensão relativamente alta do leito ósseo em torno dos implantes curtos, em comparação com os implantes convencionais.

Referências

1. Abrahamsson, I Berglundh T.(2006). Características do tecido em implantes de microtrituração: Um estudo experimental em cães. Clin Implant Dent Relat Res;8:107-113.
2. Apama IN. (2012). Módulo de crista de implante: Uma revisão de considerações biomecânicas. Indian JDent Res;23:257-263.
3. Brunski J. (1998). Biomateriais e biomecânica no desenho de implantes dentários. Int J Oral Maxillofac Implants;3:85-97.
4. Chun HJ, Cheong SY, Han JH, et al. (2002). Avaliação dos parâmetros de desenho de implantes dentários osseointegrados utilizando análise por elementos finitos. J OralRehabil;29:565-574.
5. De Cos Juez, FJ. (2008). Análise numérica não linear de um implante dentário de dupla rosca de titânio pela FEM. Appl Math Comput;206:952-967.
6. Desai SR, Desai MS, Katti G, Karthikeyan I. (2012). Avaliação dos parâmetros de desenho de oito desenhos de implantes dentários: Uma análise bidimensional de elementos finitos. Clínica do Niger J Pract;15:176-181.
7. Eraslan O, Inan O. (2010). O efeito do desenho da rosca na distribuição de tensões em um implante de parafuso sólido: Uma análise 3D de elementos finitos. Clin Oral Investig;14:411-416.
8. Fuh LJ, Hsu JT, Huang HL, Chen MY, Shen YW. (2013). Investigação biomecânica de desenhos de roscas e condições de interface de implantes dentários de zircônia e titânio com osso: Análise numérica tridimensional. Implantes Int J Oral Maxillofac;28:64-71.
9. Hermann F, Lerner H, Palti A. (2007). Factores que influenciam a preservação do osso marginal periimplantar. Implante Dent;16:165-175.
10. Huang HL, Chang CH, Hsu JT, Fallgatter AM, Ko CC. (2007). Comparação de desenhos de corpo de implantes e desenhos rosqueados de implantes dentários: Uma análise tridimensional de elementos finitos. Int J Oral Maxillofac Implants;22:551- 562.
11. Kang YI, Lee DW, Park KH, Moon IS. (2012). Efeito do tamanho

da rosca na área do pescoço do implante: Resultados preliminares a 1 ano de função. Clin Oral Implants Res;23:1147-1151.

12. Li L, Wang Z, Bai ZC, et al. (2006). Análise tridimensional de elementos finitos de raízes enfraquecidas restauradas com diferentes cimentos em combinação com postes de liga de titânio. Chin Med J;119:305-311.

13. Limbert G, van Lierde C, Muraru OL, et al. (2010). Trabecular bone strains around a dental implant and associated micromotions-A micro CT-based three-dimensional finite element study. JBiomech;43:1251-1261.

14. MeriQ G, Erkmen E, Kurt A, Eser A, Ozden AU. (2012). Comparação biomecânica de dois implantes estruturados de colarinho diferente que suportam dentadura parcial fixa de 3 unidades: Um estudo 3-D FEM. Acta Odontol Scand;70:61-71.

15. Misch CE. (1995). Early crestal bone loss etiology and its effect on treatment planning for implants. Pós-graduação Dent, 3: 3-17.

16. Misch CE. (1999). Considerações sobre o desenho de implantes para as regiões posteriores da boca. Implante Dent ;8:376-386.

17. Hulbert SF, Bennett JT. (1975). Estado da arte em implantes dentários. J Dent Res. ;54 Spec No B:B153-B157.

18. Rangert B, Gunne J, Sullivan DY. (1991). Aspectos mecânicos de um implante Branemark ligado a um dente natural: um estudo in vitro. Int J Oral Maxillofac Implants;6:177-186.

19. Abuhussein H, Pagni G, Rebaudi A, Wang HL.(2010). O efeito do padrão de rosca sobre a osseointegração do implante. Clin Oral Implants Res;21:129-136.

20. Aiderman, MM. (1971). Distúrbios da articulação temporomandibular e estruturas relacionadas. Em Burket LW, editor: Oral medicine, ed 6, Philadelphia, , JB Lippincott.

21. Em meio a R, Raoofi S, Kadkhodazadeh M, Movahhedi MR, Khademi M. (2013). Efeito do desenho da micro-rosca de implantes dentários sobre os padrões de tensão e deformação: Uma análise tridimensional de elementos finitos. Biomed Tech (Berl);58:457- 467.

22. Atieh MA, Shahmiri RA. (2013). Avaliação da conicidade ideal de implantes de diâmetro largo imediatamente carregados: Uma análise de elementos finitos. J Implantol Oral;39:123-132.

23. Ávila G, Galindo-Moreno P, Soehren S, Misch CE, Morelli T, Wang HL. (2009). Um novo processo de decisão para a retenção

ou extração de dentes. J Periodontol 80:476-491.

24. Baggi L, Cappelloni I, Di Girolamo M, Maceri F, Vairo G. (2013). A influência do diâmetro e do comprimento do implante na distribuição de tensões dos implantes osseointegrados relacionados com a geometria óssea da crista: Uma análise tridimensional de elementos finitos. JProsthetDent (2008);100: 422-431.

25. Baumeister T, Avallone EA. (1988). Marks' standard handbook of mechanical engineers, ed 8, NewYork.

26. Belser, U. (1985). The influence of altered working side oclusal guidance on masticatory muscles and relatedjaw movement, J Prosthet Dent 53:406413,.

27. Brunski J. (1998). Biomateriais e biomecânica no desenho de implantes dentários. Int J Oral Maxillofac Implants;3:85-97.

28. Carlsson, E. (1974). Bite force and masticatory efficiency. Em Kawamura Y, editor: Physiology of mastication, Basel, Switzerland, Karger.

29. Carr AB, Laney WR. (1987). Maximum oclusal forces in patients with osseointegrated oral implant prostheses and patients with complete dentures, Int J Oral Maxillofac Impl 2:101-108.

30. Carter DR, Caler WE, Spengler DM. (1981). Fatigue behaviour of adult cortical bone - the influence of mean strain and strain range, Acta Orthop Scand 52:481-490,.

31. Carter DR, Caler WE. (1985). A cumulative damage model for bone fracture, J Orthop Res3:84.

32. Carter DR, Caler WE. (1983). Cycle dependent and time dependent bone fracture with repeated loading, J Biomech Eng 105:166.

33. Choi KS, Park SH, Lee JH, Jeon YC, Yun MJ, Jeong CM. (2012). Distribuição de tensões em implantes em vieira com diferentes configurações de micro rosca e conexão usando análise tridimensional de elementos finitos. Implantes Int J Oral Maxillofac; 27:29-38.

34. Chowdhary R, Halldin A, Jimbo R, Wennerberg A. (2013). Avaliação do padrão de tensão gerado através de vários desenhos de fios de implantes dentários carregados em condição de imediatamente após a colocação e na osseointegração - um estudo da FEA. Implante Dent;22:91-96.

35. Chowdhary R, Halldin A, Jimbo R, Wennerberg A. (2015).

Influência da alteração dos micro fios na osteointegração e estabilidade primária dos implantes: Uma FEA e análise in vivo em coelhos. Clin Implant Dent Relat Res;17:562-569.

36. Currey JD. (1984). The mechanical adaptions of bones, Princeton, NJ, Princeton University Press.

37. Dar FH, Meakin JR, Aspden RM. (2002). Métodos estatísticos em análise de elementos finitos. JBiomech;35:1155-1161.

38. Dattatraya Parle, Anirudha Ambulgekar, Dr. Ketan Gaikwad. (2012). 3D Modeling and Stress Analysis ofPremolartooth Using FEA, Infosys HTC.

39. Dejak B, Mlotkowski A. (2008). Análise tridimensional de elementos finitos de resistência e aderência de resina composta versus incrustações de cerâmica em molares. J Prosthet Dent;99:131-140.

40. Falk J, Laurell L, Lundgren D. (1990). Interferências oclusais e tensão articular cantilever em próteses suportadas por implantes ocluindo com próteses completas, Int J Oral Maxillofac Impl5:70-77.

41. Fleck C, Eifler D. (1994). Microestrutura e comportamento de fadiga do osso cortical. Em anais do Segundo Congresso Mundial de Biomecânica, vol 2,
Amesterdão.

42. Fontana M, Greene N. (1967). Engenharia da corrosão, Nova Iorque, McGraw- Hill.

43. Frost HM. (1987). Bone mass and the mechanostat, a proposal, Anat Rec 219:1-9.

44. Geng JP, Xu DW, Tan KB, Liu GR. (2004). Análise por elementos finitos de um implante dentário passo-a-passo de parafuso osseointegrado. J Implantol Oral;30:223-233.

45. Gibbs CH, Mahan PE, Mauderli A: Limits of human bite of human bite forces, J Prosthet Dent56: 226-229, 1986.

46. Gray RJ, Korbacher GK: Comportamento de fadiga compressiva do osso compacto bovino, JBiomech 14:461,1981.

47. Hansson S, Werke M. A rosca do implante como elemento de retenção no osso cortical: O efeito do tamanho da rosca e do perfil da rosca: Um estudo com elementos finitos. J Biomech 2003;36:1247-1258.

48. Hansson S. O pescoço do implante: Suave ou fornecido com elementos de retenção. Abordagembiomecânica. Clin Oral

Implants Res 1999;10:394-405.

49. Howell AH, Bruderold F: Forças verticais usadas durante a mastigação de alimentos, J DentRes 29:133, 1950.

50. Hudieb MI, Wakabayashi N, Kasugai S. Magnitude e direção das tensões mecânicas na interface osseointegrada do implante da microfiada. J Periodontol 2011;82:1061-1070.

51. Jaffin RA, Berman CL. A perda excessiva de aparelhos de Branemark no osso tipo IV: Uma análise de 5 anos. J Periodontol 1991;62:2-4.

52. Keaveny TM, Wachtel EF, Kopperdahl DL: Comportamento mecânico do osso trabecular humano após sobrecarga, J Orthop Res 17:346-355,1999.

53. Khurana P, Sharma A, Sodhi KK. Influência de fios finos e - plataformas de comutação na tensão óssea crestal em torno do implante - uma análise tridimensional de elementos finitos. J Oral Implantol 2013;39:697-703.

54. Kong L, Hu K, Li D, et al. Avaliação da altura e largura da rosca do cilindro do implante: Uma análise tridimensional de elementos finitos. Int J Oral Maxillofac Implants 2008;23:65-74.

55. Kydd WL, Toda JM: Tongue pressures exerted on the hard palete during swallowing, J Am Dent Assoc 65:319, 1962.

56. Laing,Willert, Lemons JE: Dent Educ 52:748-756, 1988.

57. Lan TH, Du JK, Pan CY, Lee HE, Chung WH. Análise biomecânica da tensão óssea alveolar ao redor de implantes com diferentes desenhos de roscas e campos na área do molar mandibular. Clin Oral Investig 2012;16:363-369.

58. Lee CC, Lin SC, Kang MJ, Wu SW, Fu PY. Efeitos dos fios do implante na área de contacto e distribuição de tensões do osso marginal. J Dent Sci 2010;5:156-165.

59. Lee DW, Choi YS, Park KH, Kim CS, Moon IS. Efeito do micro fio na manutenção do nível ósseo marginal: Um estudo prospectivo de 3 anos. Clin Oral Implants Res 2007;18:465-470.

60. Limbert G, van Lierde C, Muraru OL, et al. Cepas ósseas trabeculares em torno de um implante dentário e micromoções associadas - um estudo de elementos finitos tridimensionais baseados em micro-CT. JBiomech 2010;43:1251-1261.

61. Martin RB, Burr DB, Sharkey NA. Mecânica dos Tecidos Esqueléticos. Nova Iorque: Springer, 1998:127-178.

62. Mears DC: Microanálise com sonda electrónica de tecidos e

células de áreas de implantes, J Bone Joint Surg 48B:567,

63. Misch CE, Bides MW. Oclusão protegida por implantes. Int J Dent Symp, 2: 3237, 1994.

64. Misch CE, Bidez MW. Oclusão protegida por implantes: uma lógica biomecânica. Compêndio, 15: 1330-1344, 1994.

65. Misch CE, Bidez MW: Biomecânica em dentisteria de implantes. Em Misch CE, editor: Odontologia de implantes contemporânea, St Louis, 1993, Mosby.

66. Misch CE, Bidez MW: Oclusão protegida por implante: uma lógica biomecânica, Compendent ContinDentEduc 15:1330-1343, 1994.

67. Misch CE: Clenching and its effects on implant treatment plans, Oral Health 92:11-24, 2002.

68. Negri B, Calvo Guirado JL, Mate Sanchez de Vai JE, Delgado Ruiz RA, Ramirez Fernandez MP, Barona Dorado C. Reações do tecido peri-implantar a implantes imediatos de carga não oclusal com design diferente do colarinho: Um estudo experimental em cães. Clin Oral Implants Res 2014;25:54-63.

69. O' Mahony AM, Williams JL, Spencer P: A elasticidade anisotrópica do osso cortical e esponjoso na mandíbula posterior aumenta a tensão e a tensão peri implante sob carga oblíqua, Clin Oral Implants Res 12:648-657, 2001.

70. Ogus WI: Research report on implantation of metals, Dent Dig 57:58, 1951.

71. Orsini E, Giavaresi G, Trire A, Ottani V, Salgarello S. Passo de rosca do implante dentário e sua influência no processo de osseointegração: Um estudo comparativo in vivo. Int J Oral Maxillofac Implantes 2012;27:383-392

72. Pattin CA, Caler WE, Carter DR: Cyclic mechanical property degradation during fatigue loading of cortical bone, JBiomech 29:69-79, 1996.

73. Plenk H, Zitter H: Considerações sobre o material. Em Watzek G, editor: Endosseous implants: scientific and clinical aspects, Chicago, 1996, Quintessence.

74. R.C.Van Staden, H. Guan, Y.C. Loo: Aplicação do Método dos Elementos Finitos na Pesquisa de Implantes Dentários, Escola de Engenharia, Campus Gold Coast da Universidade de Griffith, Austrália.

75. Rieger MR, Mayberry MS, Brose MO. Análise por elementos

finitos de seis implantes endósseos. JProsthetDent 1990;63:671-676.

76. Rismanchian M, Birang R, Shahmoradi M, Talebi H, Zare RJ. Desenvolvendo um novo desenho de implantes dentários e comparando suas características biomecânicas com quatro desenhos. Dent Res J 2010;7:70-75.

77. Roberts WE, Garetto LP, Arbuckle GR: Quais são os factores de risco de osteoporose? Avaliando a saúde óssea, J Am Dent Assoc 122:59-61,1991.

78. Roberts WE, Simmons KE, Garetto LP: Fisiologia óssea e metabolismo em implantologia dentária: factores de risco para osteoporose e outras doenças ósseas metabólicas, Implant Dent 1:11,1992.

79. Saime Sahin, Murat C. Cehreli, Emine Yalcm: The Influence of Functional Forces on the Biomechanics of Implant- Supported Prostheses - A Review, Journal ofDentistry 30, pp 271-282, 2002.

80. Sarthak Seth, Parveen Kalra: Effect of Dental Implant Parameters on Stress Distribution at Bone- Implant Interface, International Journal of Science and Research, ISSN:2319-7064, Vol 2, Issue 6, June 2013.

81. Schaffler MB, Choi K, Milgrom C: Aging and matrix microdamage accumulation in human compact bone, 17:521-525,1995.

82. Schrotenboer J, Tsao YP, Kinariwala V, Wang HL. Efeito de microthreads e comutação da plataforma nos níveis de tensão óssea da crista: Uma análise de elementos finitos. JPeriodontol 2008;79:2166-2172.

83. Searson LJ. História e desenvolvimento de implantes dentários. In: Narim L, Wilson HF, editores. Implantologia na prática dentária geral. Chicago: Quintessence Publishing Co; 2005. pp. 19-41.

84. Sevimay M, Turhan F, Kili^arslan MA, Eskitascioglu G. Análise de elementos finitos tridimensionais do efeito de diferentes qualidades ósseas na distribuição de tensão numa coroa suportada por implantes. J Prosthet Dent 2005;93:227- 234.

85. Skalak R. Considerações biomecânicas em próteses osseointegradas. J Prosthet Dent 1983;49:843-848.

86. Skalak R. Considerações biomecânicas em próteses osseointegradas. J Prosthet Dent 1983;49:843-848.

87. Song DW, Lee DW, Kim CK, Park KH, Moon IS. Análise

comparativa da perda óssea marginal peri-implantar com base na localização do micro fio: Um estudo prospectivo de 1 ano após a carga. J Periodontol 2009;80:1937-1944.

88. Sotto-Maior BS, Rocha EP, de Almeida EO, Freitas-Junior AC, Anchieta RB, Del Bel Cury AA. Influência do alto torque de inserção na colocação do implante: Análise de tensão óssea anisotrópica. Braz Dent J 2010;21:508- 514.

89. Sotto-Maior BS, Senna PM, da Silva WJ, Rocha EP, Del Bel Cury AA. Influência da relação coroa/implante, sistema de retenção, material restaurador e carga oclusal sobre as concentrações de tensão em implantes unitários curtos. Int J Implantes Maxilofac Oral 2012;27:13-18.

90. Steigenga JT, al-Shammari KF, Nociti FH, Misch CE, Wang HL. Desenho de implantes dentários e sua relação com o sucesso dos implantes a longo prazo. Implante Dent2003;12:306-317.

91. T. Lindh, T. Back, E. Nystrdm, e J. Gunne, "Implante versus prótese suportada por dente-implante na maxila posterior: um relatório de 2 anos", Clinical Oral Implants Research, vol. 12, no. 5, pp. 441-449, 2001

92. Tada S, Stegaroiu R, Kitamura E, Miyakawa O, Kusakari H. Influência do desenho do implante e da qualidade óssea na distribuição das tensões/estirpes no osso em torno dos implantes: Uma análise tridimensional de elementos finitos. Int J Oral Maxillofac Implants 2003;18:357-368.

93. The glossary of prosthodontic terms, J Prosthet Dent 81:39-110, 1999.

94. Van Steenberghe D, Lekholm U, Bolender C: Applicability of osseointegrated oral implants in the rehabilitation of partial edentulism: a prospective multicenter study on 558 fixtures, Int J Oral Maxillofac Implants 5:272-281,1990.

95. Vidyasagar L, Apse P. Desenho de implantes dentários e efeitos biológicos na interface osso-implante. Balt Dent Maxillofac J 2004;6:51-54.

96. VonRecuum A, editor: handbook of biomaterials evaluation, Nova York, 1986, Macmillan.

97. Weinberg LA. Distribuição de força em dentes anteriores estriados. Oral Surg Oral Med Oral Pathol 2007;10:484-494.

98. Weinberg LA. Distribuição de força em dentes posteriores estriados. Oral Surg Oral Med OralPathol 1957;10:1268-1276

99. Williams DF: Titanium as a metal para implantação, J Med Eng Technoll: 195-202, 266-270, 1977.

100.   Bobinadeiras RV: Forças exercidas sobre a dentição pela musculatura perioral e lingual durante a deglutição, Angle Orthod 28:226, 1998.

101.   Zitter H, Maurer KL, Gather t: Implantatwerkstoffe. Berg und Huttenmann Monatshefte 135:171-181,1990.

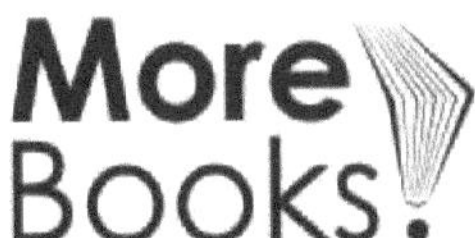

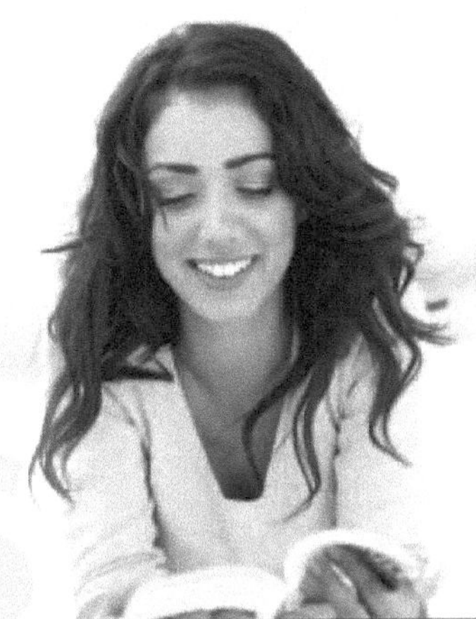

I want morebooks!

Buy your books fast and straightforward online - at one of world's fastest growing online book stores! Environmentally sound due to Print-on-Demand technologies.

Buy your books online at
www.morebooks.shop

Compre os seus livros mais rápido e diretamente na internet, em uma das livrarias on-line com o maior crescimento no mundo! Produção que protege o meio ambiente através das tecnologias de impressão sob demanda.

Compre os seus livros on-line em
www.morebooks.shop

KS OmniScriptum Publishing
Brivibas gatve 197
LV-1039 Riga, Latvia
Telefax: +371 686 204 55

info@omniscriptum.com
www.omniscriptum.com

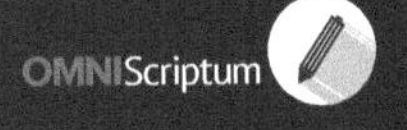

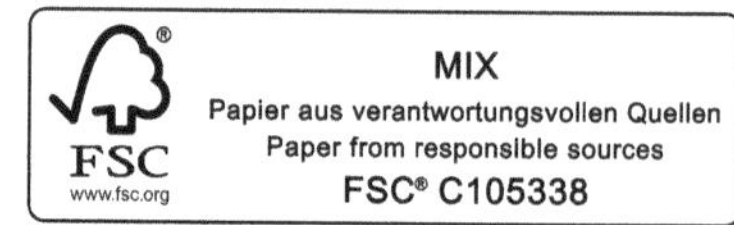

Printed by Books on Demand GmbH, Norderstedt / Germany